5Gクライシス

加藤やすこ 著

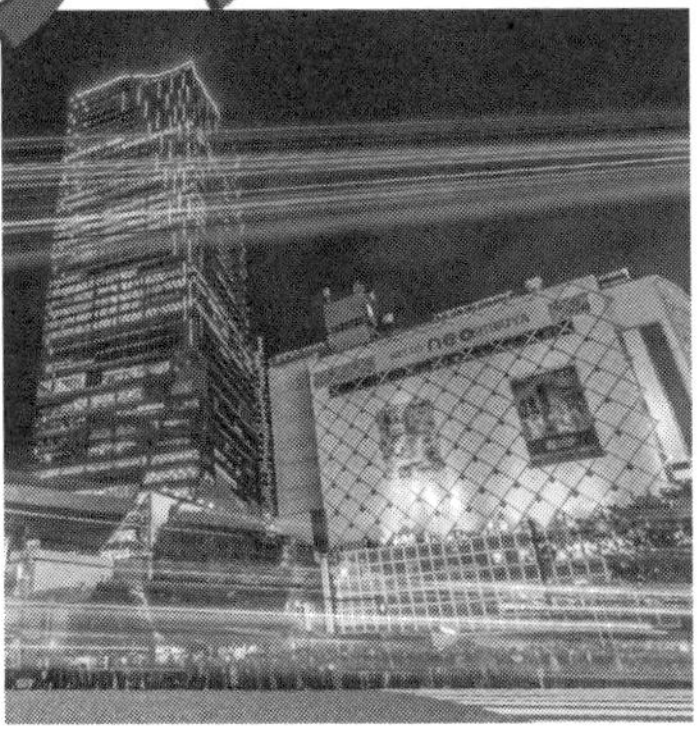

緑風出版

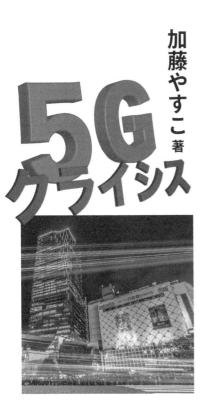

目次

第1章　5Gの仕組みと利用分野

1　5Gとは何か

携帯電話は一九八〇年代に登場しましたが、通信システムは一〇年ごとに更新しており、第1世代移動通信システム（1G）は通話が、第2世代（2G）ではメールができるようになり、第4世代（4G）では高精細動画の送受信も可能になりました。最大通信速度は、この三〇年間で約一〇万倍になっています（図1-1）。

二〇二〇年三月から、五番目の第5世代移動通信システム（5G）が始まりましたが、5Gは、単なる4Gアップグレードではありません（表1-1）。

5Gは大容量のデータを超高速で送受信でき、遠方の通信機器をほぼリアルタイムで操作し、多数の通信機器に同時接続できるので、政府は、無線通信や人工知能（AI）、ロボット、自動走行車両などに利用し、高齢化や過疎化、人手不足などの社会問題を解消する方針です。自動車やトラックなどの自動運転や遠隔医療、セキュリティ、建築など広い分野での利用が検討されています。

2　セキュリティへの利用

5Gの大容量・超高速通信と多数機同時接続という特徴を利用し、セキュリティ面での利用も

図1-1　第1世代から第5世代移動通信システムの進化

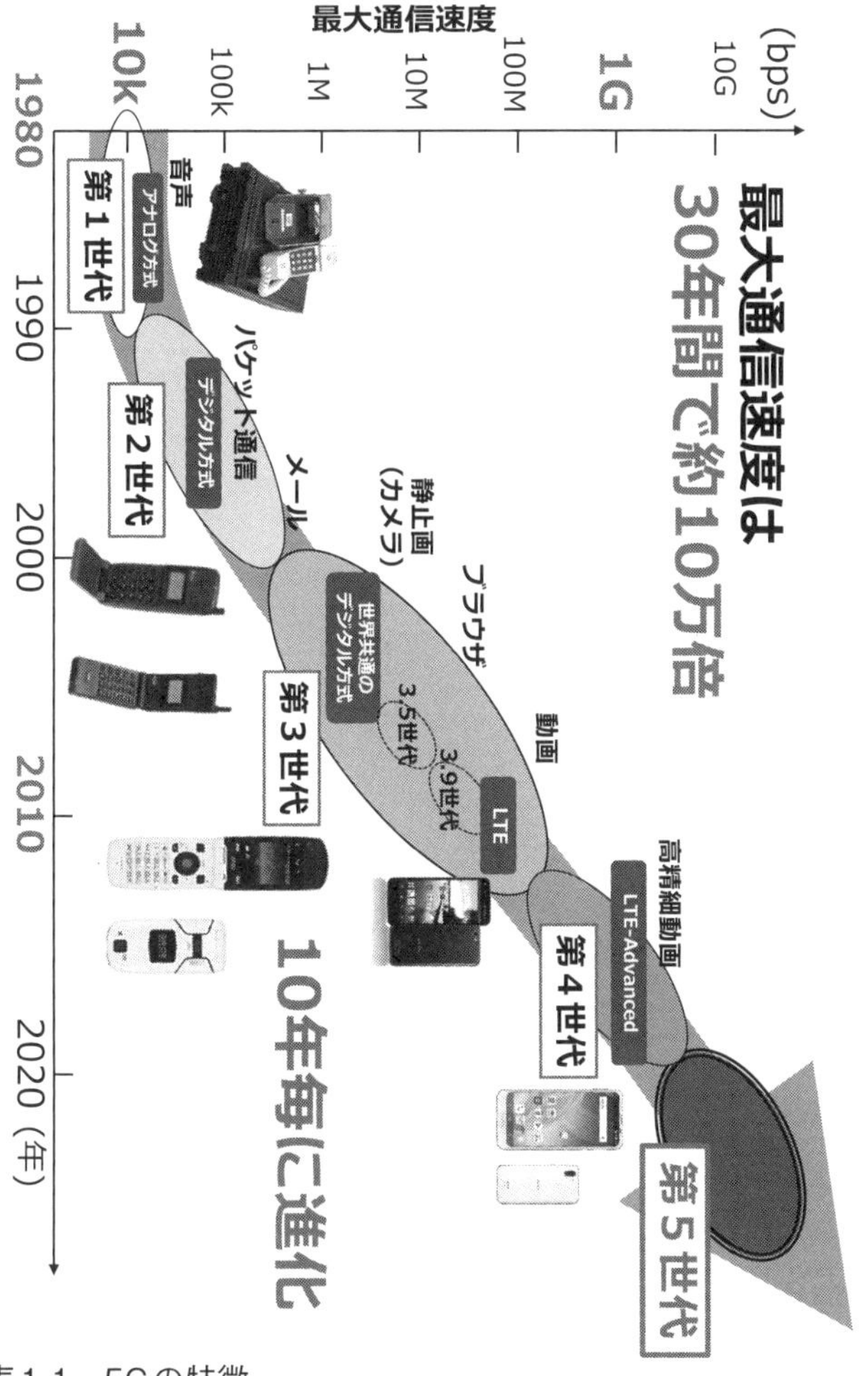

出典：総務省「第5世代移動通信システムについて」(2018)

表1-1　5Gの特徴

特徴	詳細
超高速・大容量通信	2時間の映画を3秒でダウンロードできる超高速通信（最大10Gbps）が可能になる
多数機同時接続	スマホやパソコン、IoT機器、スマートメーターなど、多数のセンサー・端末をネットに同時に接続できる（100万台/km²）
低遅延	遠方にある機器（自動運転車両や工事車両など）を、ほぼリアルタイム（1ミリ秒程度）で操作できる

参考：総務省「第5世代移動通信システムについて」(2018)

図1-2　京急線で行なわれた実証実験

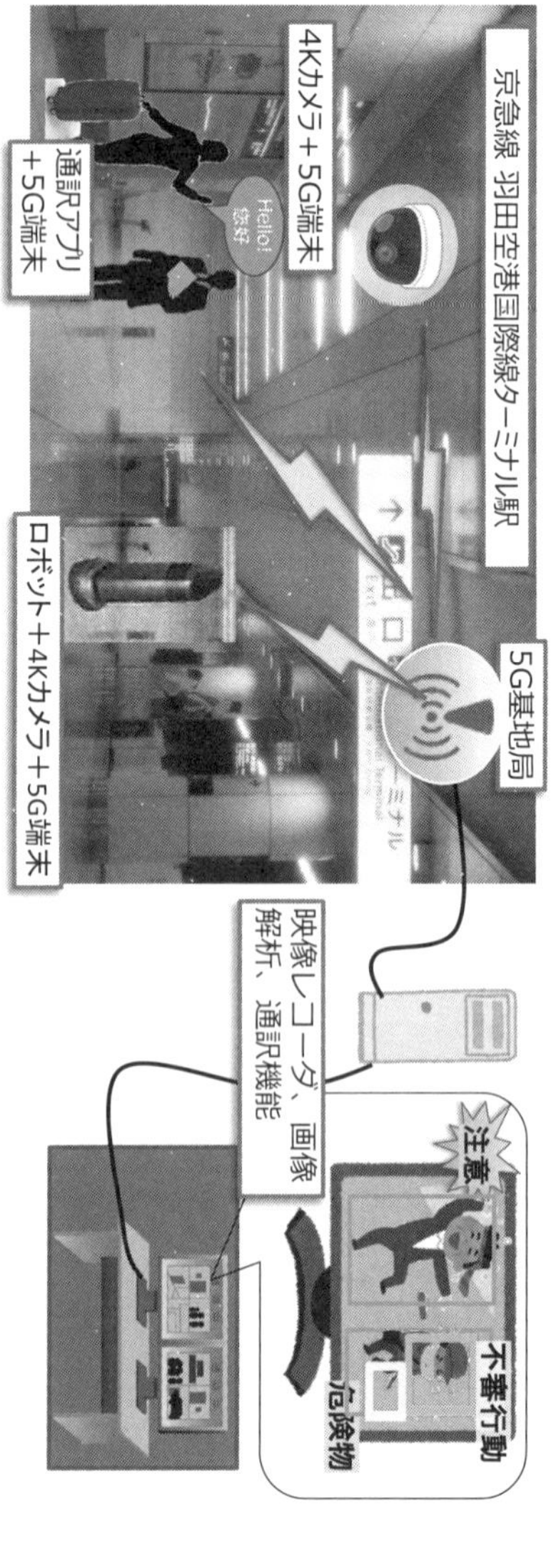

出典：総務省「第5世代移動通信システムについて」(2018)

検討されています。精度の高い監視画像を記録できる４Ｋカメラを多数設置し、その画像を管理センターで集約し、一元管理することで、いち早く不審人物を割り出せるといいます。

京急電鉄の羽田空港国際線ターミナル駅では、二〇一八年一一～一二月に、５Ｇ技術を使った実証実験が行なわれました（図１‐２）。

駅に設置された固定カメラと見回りロボットが収集した解像度の高い４Ｋ映像を、５Ｇ電磁波

表1-2　自動運転のレベル

政府は2020年までにレベル3を、2025年までにレベル4を達成する予定。

レベル	概要
レベル5	完全自動運転
レベル4	一定の条件下で全ての操作を自動化
レベル3	全ての運転を自動化するが、緊急時はドライバーが操作
レベル2	複数の操作（ブレーキ、アクセル、ハンドル操作など）を自動化
レベル1	操作の一つを自動化
レベル0	ドライバーが全て操作

参考：内閣府「戦略的イノベーション想像プログラム（SIP）自動走行システム研究開発計画」

（周波数二八GHz［ギガヘルツ］）を使ってサーバーに送信し、情報の収集・分析を行ない、今までは確認できなかった刃物を検知できたといいます。

また、セコムとＫＤＤＩは、二〇二〇年八月、花園ラグビー場で5Ｇを使った実証実験を実施しました。ドローンと巡回監視ロボット、警備員が装着した小型カメラの４Ｋ映像を収集・分析し、不審者を認識・捕捉する実験を行なったのです。

ただし、５Ｇは電磁波被曝量を莫大に増やすといわれているので、駅やスタジアム内の被曝量も増えるでしょうし、小型カメラを装着し、映像を送信する警備員の健康影響も懸念されます。

また、収集された解像度の高い映像は、どのように保存され、処理されるのでしょうか。香港では、監視カメラやＷｉ‐Ｆｉアクセスポイントを搭載した街灯が設置されましたが、デモ参加者の映像を中国に送っているとして、デモ隊が街灯を倒したケースもあります。日本でこのような監視システムを導入するのなら、保存方法や期間を規定したり、ハッキングによって漏洩しないよう、対処するべきです。

3　事故や渋滞の解消に利用

政府は、世界最先端の高度道路交通システムを構築することで、事故や渋滞を解消できる、と考えています。

自動運転には、ドライバーが全ての操作を行なう「レベル０」から、完全自動運転を行なう「レベル５」まで、六段階があります（表１‐２）。現在は、ブレーキなど複数の操作を自動化する「レベル２」から、一定の条件下で自動運転を行なう「レベル４」の実証実験が進んでいます。

二〇一九年、愛知県豊田市の一般道で、実証実験中の車両が、追い越し車線の乗用車にぶつかる事故が起きましたが、これはレベル３の実験でした。本来は接近する車を避けて歩道側に寄るべきだったのに、位置・方向検知機能が誤作動して、追い越し車線側に進んだのです。

ドライバーは、周辺の道路状況、歩行者や自転車の動き、障害物の位置、信号や道路工事の情報、渋滞や路面の状況など、膨大な情報を瞬時に判断しながら運転していますが、自動運転を実現するには、ドライバーが行なっている認知・判断・操作の全てを車に委ねることになります。

そのためには、ドライバーが運転を判断するのに必要な、あらゆる情報をデータ化して収集・

図1-3　自動運転を支援するダイナミックマップ

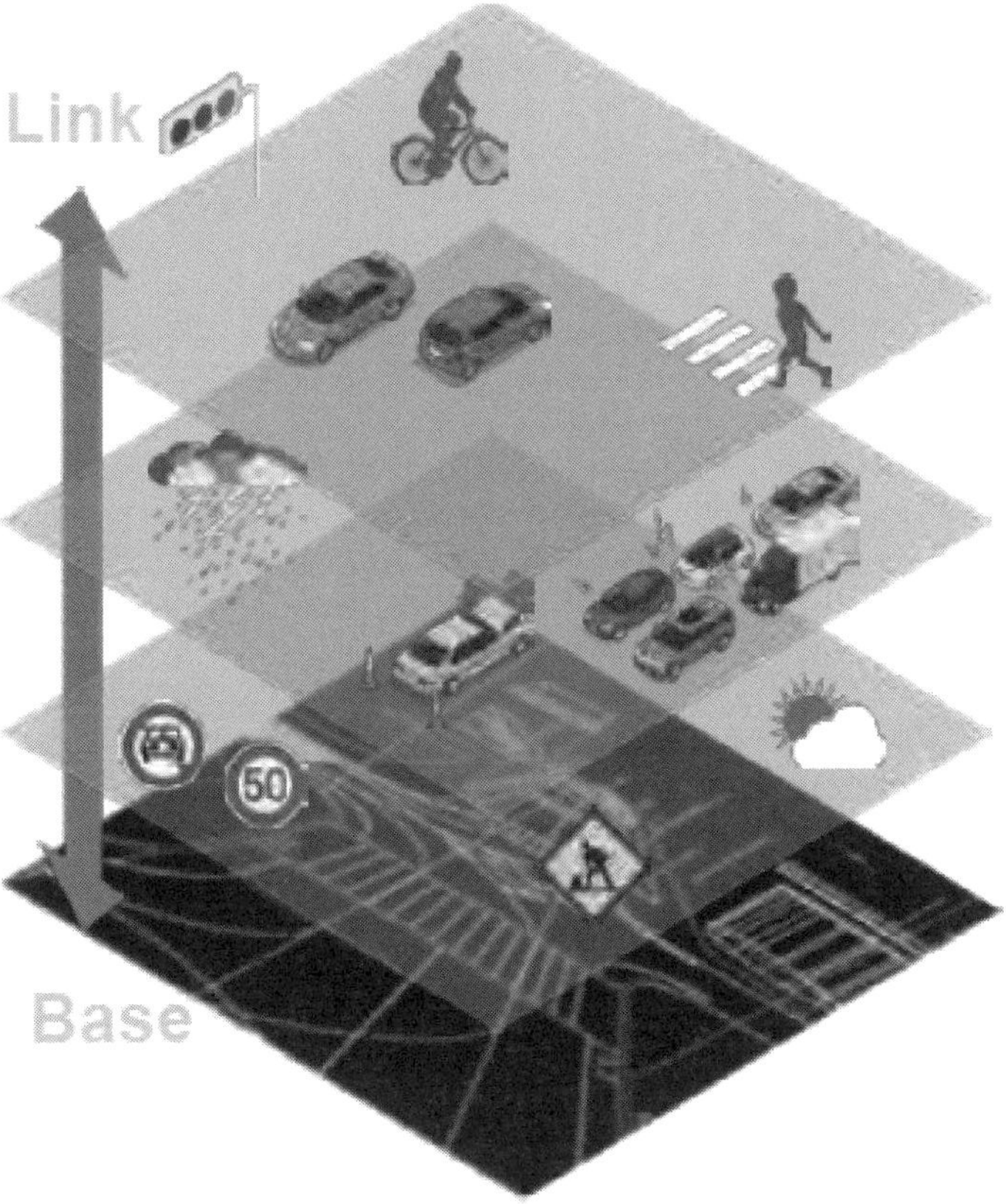

図の上から、⑴動的情報：周辺車両、歩行者、周辺の信号、⑵準動的情報：事故、渋滞、交通規制、道路工事、狭域気象情報、⑶準静的情報：交通規制予定、道路工事予定情報、広域気象情報、⑷静的情報（高精度3次元地図情報）：路面、車線、構造物を示す。
出典：総務省「第5世代移動通信システムについて」(2018)

図1-4　自動運転に必要な通信インフラ

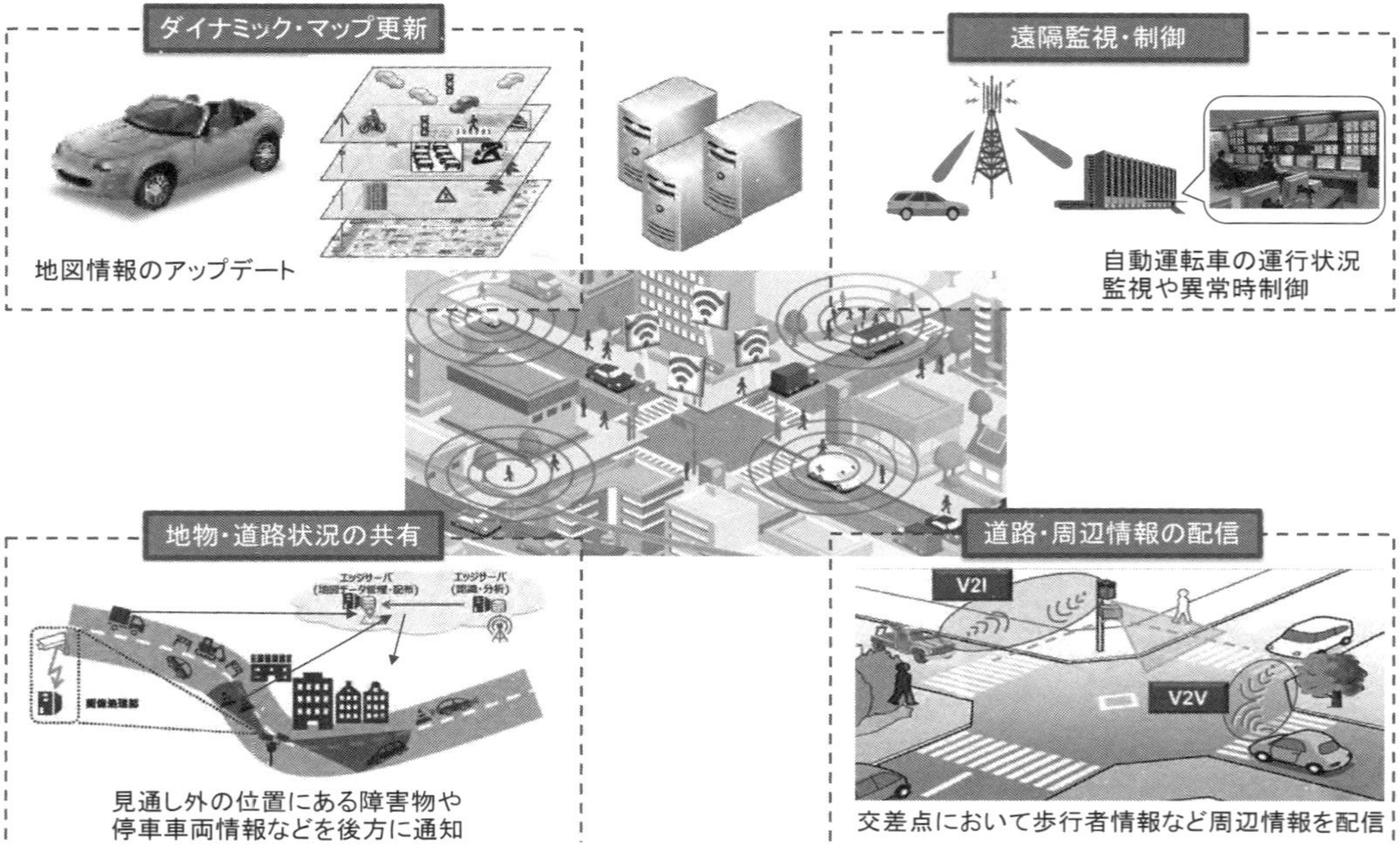

出典：総務省「自動運転の実現に向けた総務省の取り組み」(2018)

送信する必要があります。すでに多くの車に緊急ブレーキや、衝突防止、歩行者・自転車の検知のために周波数二二～二九GHz、六〇～八一GHz帯のミリ波レーダーが搭載されていますが、それだけでは不十分で、自動運転を支援する「ダイナミックマップ」が必要です。この地図は、四つの層に分けて情報を収集します（図1-3）。

(1)　動的情報：周辺車両、歩行者、周辺の信号
(2)　準動的情報：事故、渋滞、交通規制、道路工事、狭域気象情報
(3)　準静的情報：交通規制予定、道路工事予定情報、広域気象情報
(4)　静的情報（高精度3次元地図情報）：路面、車線、構造物

周辺車両や歩行者、信号の情報を集めるには、車と車、車と人、車と道路インフラの間で通信を行ない、位置や障害物を確認する必要があります（図1-4）。

そのため、車とあらゆるものを接続する技術「セルラーV2X」の開発も進んでいます。車と車（V2V：Vehicle to Vehicle）、路側機と車（V2I：Vehicle to Infrastructure）、歩行者と車（V2P：Vehicle to Pedestrian）などの狭域通信には、周波数五・八GHz帯を、基地局などを介した広域通信（V2N：Vehicle to Network）には七〇〇～九〇〇MHz、一・五GHz、一・七GHz、二・〇GHz、三・四GHzを使う予定です。

セルラーV2Xを使い、トラックの隊列を遠隔監視・遠隔操作で走らせる実証実験も新東名高速道路などで、二〇一八年に行なわれました。先頭のトラックは有人ですが、無人運転のトラ

図1-5　トラック隊列の遠隔操作

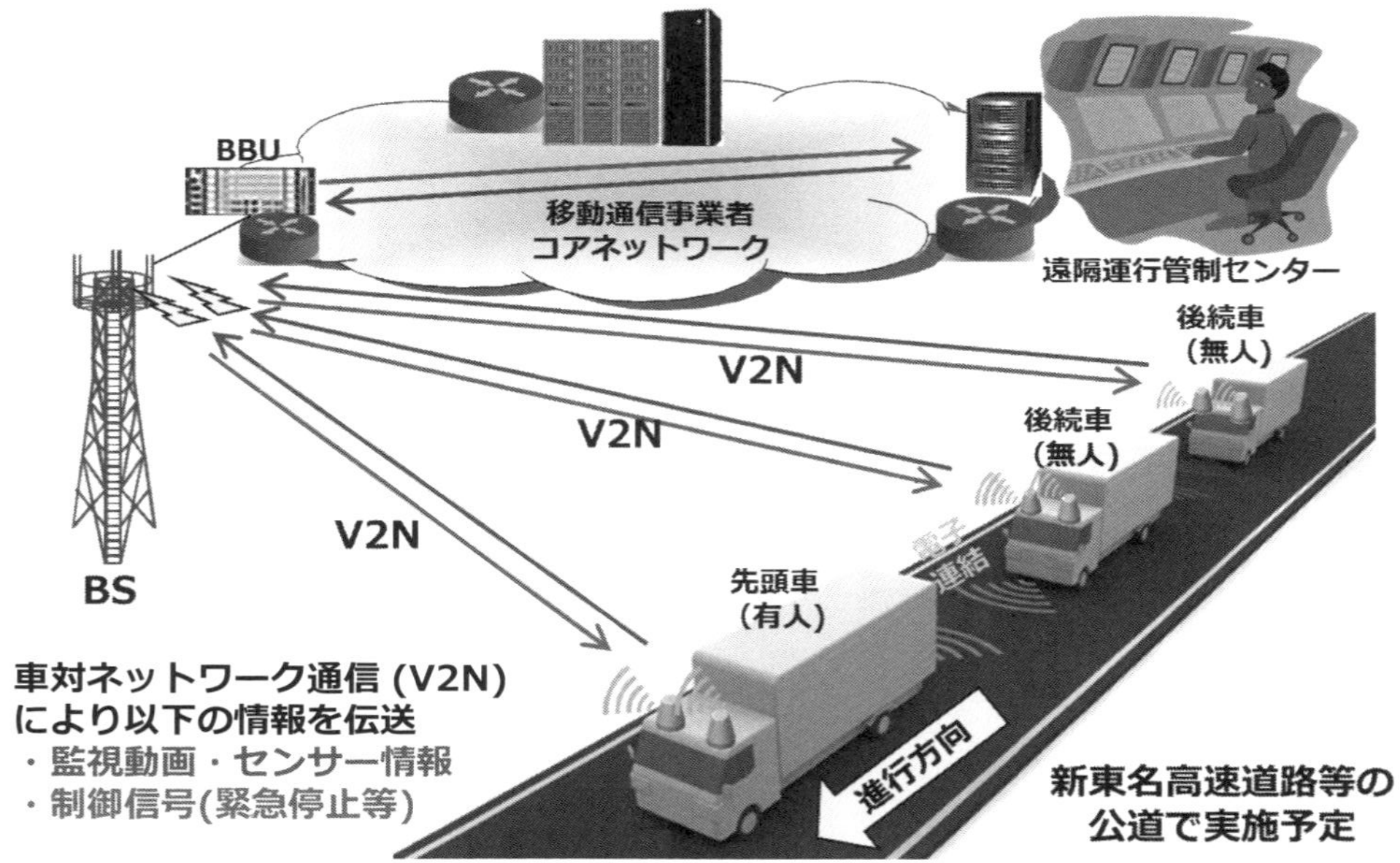

出典：総務省「第5世代移動通信システムについて」(2018)

図1-6　安全運転支援の実験

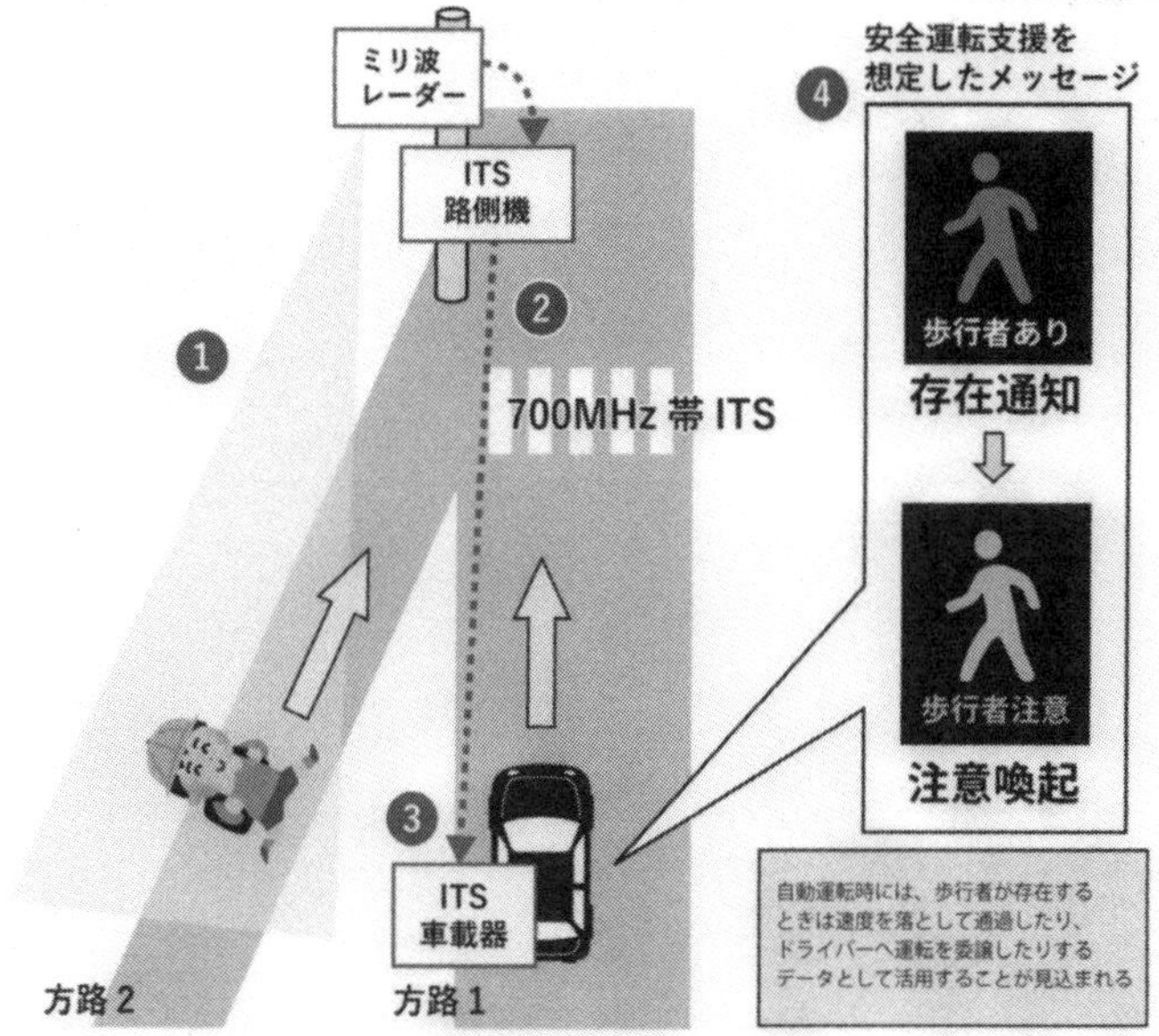

出典：関西電力、パナソニック、ゼロ・サム、トヨタIT開発センター報道資料「自動運転社会を見据えた路車間通信に関する技術実証の実施について」(2019)

ック二台を電子的に連結し、遠隔監視センターから車両の遠隔監視を行ないました。緊急時には、運行管制センターの操作者が、トラック隊列の制御を行ない、安全に停止させたそうです（図１‐５）。

５Ｇは、大容量の情報を多数の無線通信機器に、遅延なく送受信できるので、自動運転の実現には不可欠です。しかし、自動運転のために、あらゆる情報をデータ化して無線で送受信すれば、被曝量を著しく増やすことになるでしょう。二〇一九年、関西電力株式会社らは、滋賀県大津市の見通しの悪い交差点で実証実験を行なっています（図1‐6）。周波数七九GHzのミリ波レーダーを照射して、死角にいる歩行者や自転車を検知。その情報を周波数七〇〇MHzの電磁波で車両へ送信しました。また、自動運転用の高精度地図などの大容量のデータを、六〇GHzのWi‐Fi基地局からダウンロードする実験も行ないました（図1‐7）。

さらに、電柱には周波数六〇GHzのWi‐Fi基地局を、自動車には端末を設置し、自動車に自動運転に必要な高精度地図情報などの大容量データをダウンロードする実証実験も行ないました。たしかに、自動運転によって交通事故が減る可能性もあるでしょう。しかし、世界保健機関（WHO）が「発ガン性の可能性があるかもしれない」と認めた無線周波数電磁波に曝される歩行者の安全性は保証されていません。

過疎地で自動運転車を利用することも検討されています。国土交通省は、「道の駅」を拠点にした自動運転サービスを二〇二〇年までに開始する計画です。道の駅は全国に約一一〇〇カ所ありますが、その八〇%が、高齢化が進む中山間地に存在します。道の駅に自動運転ステーションを整備しておき、スマホなどで呼び出し、移動や物流に利用する計画です（図1‐8）。道路に埋め込んだ磁気マーカーやGPSなどで位置を確認して走行する実証実験を、全国一三カ所で実証実験を行なっています。

なお、自動運転車の事故責任についても検討が進んでいます。自動運転車はハッキングされて制御不能になる怖れがありますが、ハッキングによる事故について、政府は、ソフトウェアの不

図1-7　実証実験で使われた通信設備

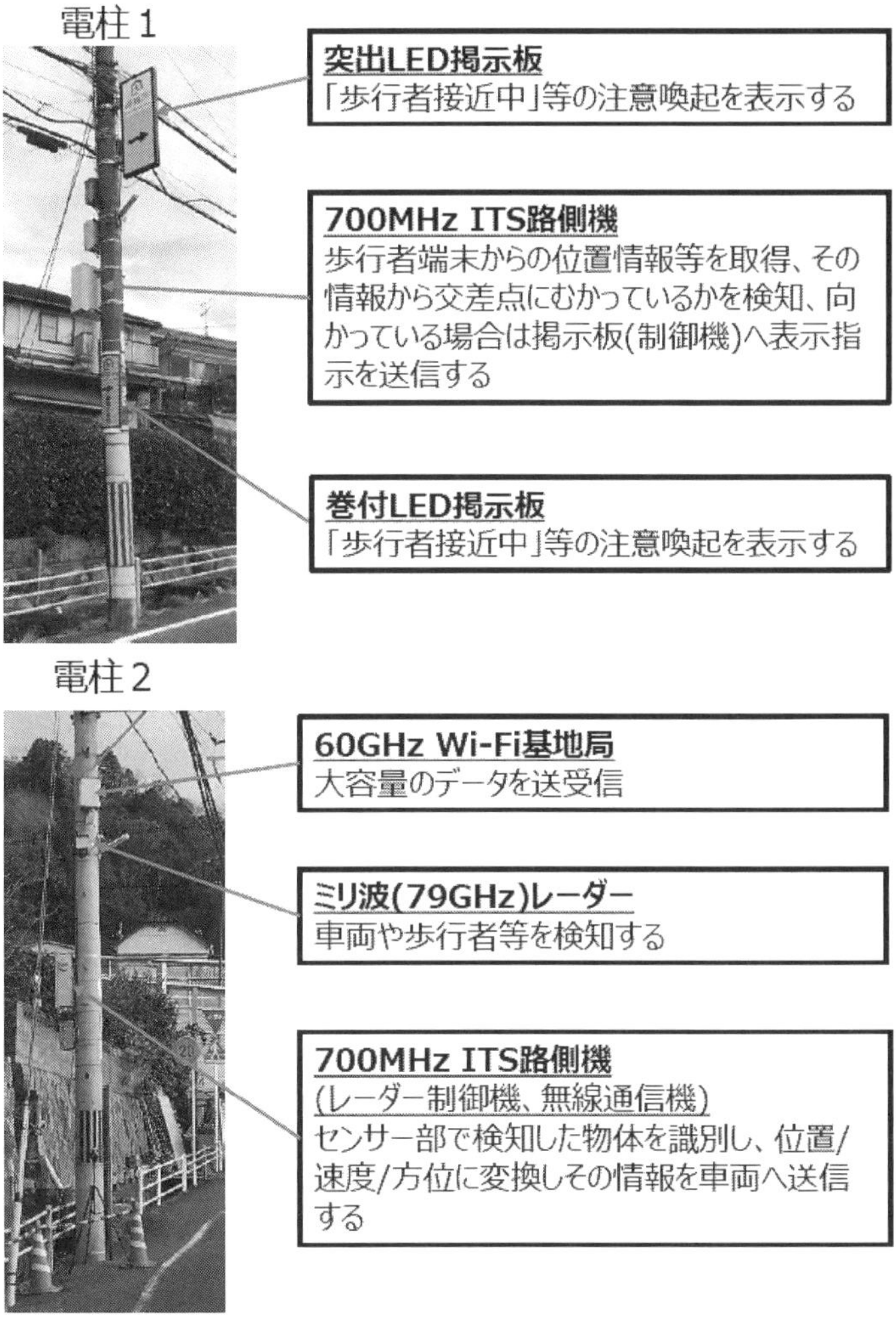
電柱１
突出LED掲示板
「歩行者接近中」等の注意喚起を表示する
700MHz ITS路側機
歩行者端末からの位置情報等を取得、その情報から交差点にむかっているかを検知、向かっている場合は掲示板(制御機)へ表示指示を送信する
巻付LED掲示板
「歩行者接近中」等の注意喚起を表示する
電柱２
60GHz Wi-Fi基地局
大容量のデータを送受信
ミリ波(79GHz)レーダー
車両や歩行者等を検知する
700MHz ITS路側機
(レーダー制御機、無線通信機)
センサー部で検知した物体を識別し、位置/速度/方位に変換しその情報を車両へ送信する

出典：関西電力、パナソニック、ゼロ・サム、トヨタIT開発センター報道資料「自動運転社会を見据えた路車間通信に関する技術実証の実施について」(2019)

具合による事故として自動車メーカーに責任を負わせる方針です。

政府はハッキングのリスクを減らすために、情報セキュリティのガイドラインをつくり、脆弱性評価を行なうと言っていますが、ハッキングを完全に防ぐことは困難です。

3　列車の自動運転の導入

ＪＲ東日本も列車の自動運転を導入する予定で、二〇一九年一月に山手線で、自動運転を実施しています。

一方、横浜シーサイドラインでは、二〇一九年六月に無人運転の車両が逆走し、車止めに衝突する事故が起き、乗客一四人が負傷しました。原因は、モーターを制御する駆動系と運行を担う指令系をつなぐ配線が断線したせいでした。

フランスのパリでは二〇一九年九月、無人運転の地下鉄が、停車するはずのコンコルド駅など三駅を通過し、利用者が不安を訴えています。自動運転を導入する前に、安全性を確保するべきです。

また、今後５Ｇによって生活のあらゆる場面で無線通信が利用されるようになれば、電力消費も増加し、電力への依存がますます高まります。

しかし、北海道胆振東部地震でブラックアウトが発生した際、信号や携帯電話網が約二日間ダ

図1-8　道の駅を利用した自動運転サービス

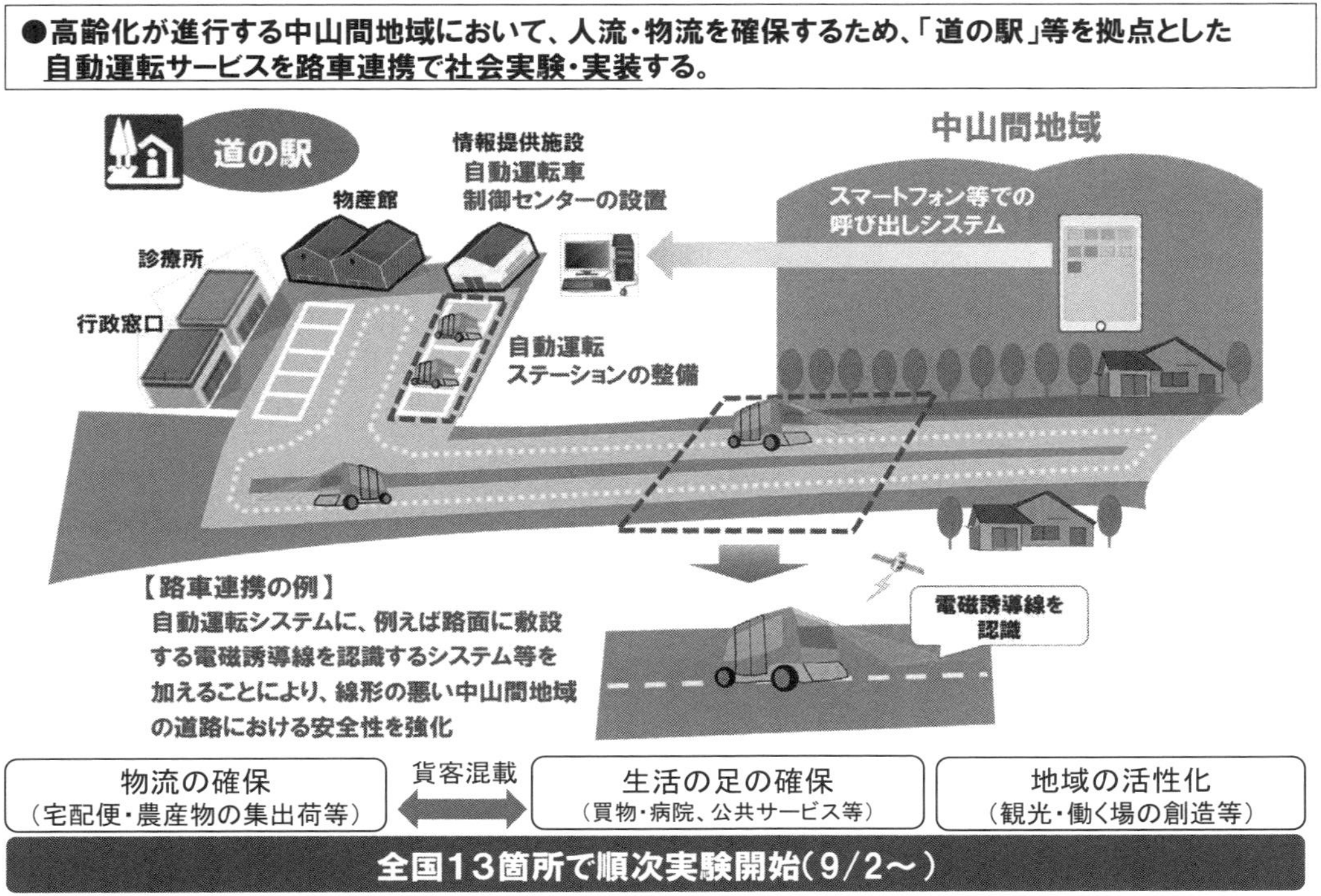

出典：国土交通省部地方整備局「道の駅『南アルプスむら長谷』における自動運転サービス実証実験」

図1-9　各通信システムで予測される電力消費

有線回線の電力消費は無線の10分の1。最も省エネなのは光回線（PON）だった。

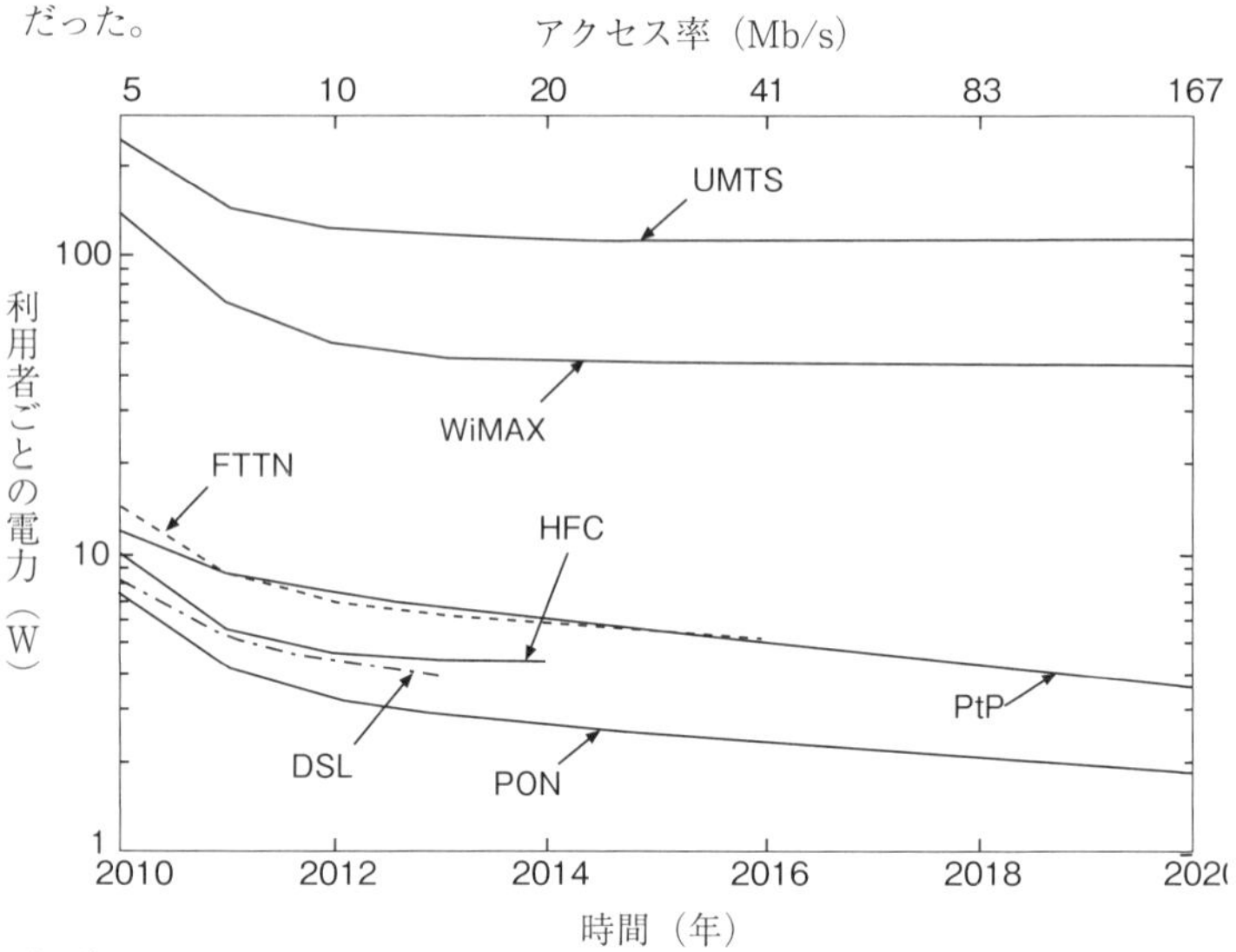

出　典：Jayant Baliga et al. “Energy Consumption in Wired and Wireless Access Networks”, IEEE Communications Magazine , 2011

ウンし、キャッシュレス決済もできませんでした。

二〇一九年の台風15号は、千葉県で大規模停電を起こし、二週間以上広範囲で停電が続きました。

このようなブラックアウトは、首都直下型地震や南海トラフ地震でも発生するといわれています。無線通信に依存した社会システムは、災害時に避難や救助を妨げ、被害を拡大することにつながらないでしょうか。

オーストラリア、メルボルン大学のジャヤント・バリガ博士らは、第3世代携帯電話やWiMAX、優先回線でデータを送信した際に発生する通信システムの消費電力を調べ、もっともエネルギー効率が良いのは光回線だったと報告しています。「アクセス率とトラフィック量（情報量）が同じ場合、無線通信

図1-10　携帯電話の上空での利用

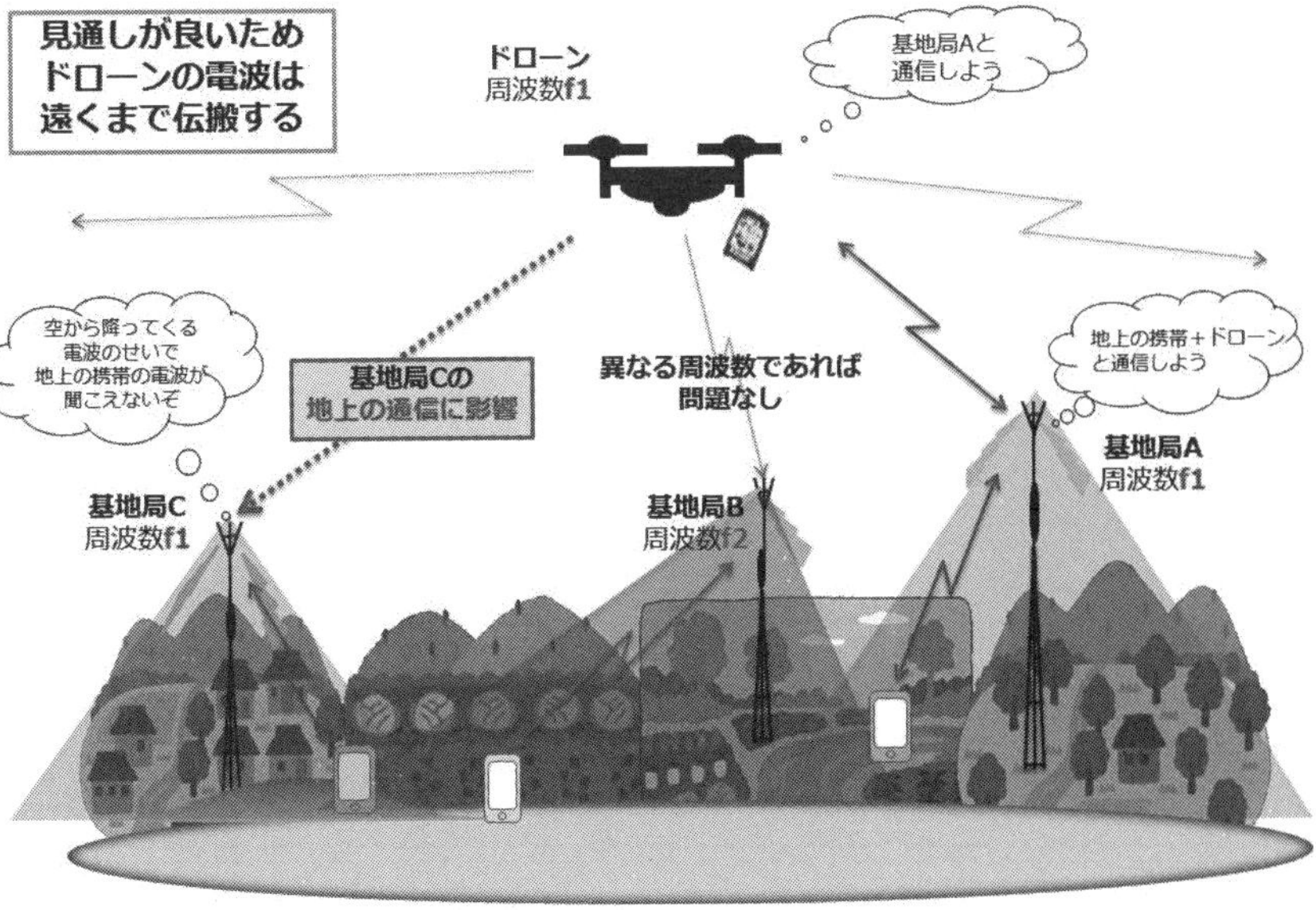
見通しが良いため
ドローンの電波は
遠くまで伝搬する
ドローン
周波数f1
基地局Aと
通信しよう
空から降ってくる
電波のせいで
地上の携帯の電波が
聞こえないぞ
基地局Cの
地上の通信に影響
異なる周波数であれば
問題なし
地上の携帯＋ドローン
と通信しよう
基地局A
周波数f1
基地局C
周波数f1
基地局B
周波数f2

出典：総務省『次世代モバイル通信システム委員会報告書案』（2019年）

技術は有線よりエネルギーを一〇倍多く消費し続けるだろう」と述べています（図1－9）。

4　ドローンの活用も検討

総務省では、ドローンに携帯電話などの無線通信端末を乗せて上空で通信を行なうことも検討しています。農作物の育成状況を上空から調べたり、高圧送電線やソーラーパネルなどの発電施設の点検、離島などへの物流、測量や防災などでの利用が期待されているといいます（図1－10）。

ドローンに搭載した無線通信機器の電波は、障害物がないので遠くまで届きますが、地上に設置された携帯電話基地局と電波干渉を起こす可能性があるので、対策が検討されています。

第2章　5Gから発生する電磁波と各国の規制

1　無線周波数電磁波と5G

携帯電話やスマートフォン、無線LAN、テレビ・ラジオ放送、レーダーなどに使われる周波数帯を、無線周波数と呼びます（図2-1）。

電磁波は電場と磁場を交互に作りながら進む波です。電磁波は光と同じ速さ（一秒に約三〇万km）で進み、周波数が低いほど波長が長くなり、周波数が高いほど波長が短くなります。例えば、電線を通じて家庭に送られる超低周波電磁波の周波数は、東日本では周波数五〇Hz（ヘルツ：周波数を示す単位）で波長は六〇〇〇km、西日本では六〇Hzで波長は五〇〇〇kmです。

一方、無線周波数電磁波の周波数帯は三MHz（三〇〇万Hz）から三〇〇GHz（三〇〇〇億ヘルツ）で、商用周波数電磁波よりもはるかに高く、波長も短くなります。携帯電話などで利用される、周波数二GHzの電磁波の波長は一五cmしかありません。無線周波数電磁波は、ラジオやテレビ放送、携帯電話やスマートフォン、無線LAN（Wi-Fi）、レーダーなどに使われており、八〇年代以降、世界的に急増している周波数帯です。

第4世代移動通信システム（4G）では、周波数七〇〇MHz～三・五GHz帯を使いますが、5Gでは、広いエリアをカバーするマクロセルで三・七GHz帯や四・五GHz帯を、超高速・大容量通信を行なうスモールセルでは二八GHz帯という、非常に高い周波数帯を使います（図2-1、2-2）。当面は、従来の4G／LTE基地局で、スモールセルで5G用に開発された新しい無線技術（NR）基地局の通信をカバーします。将来は、携帯電話基地局でも新しい無線技術を使った通信を行なうようになります（図2-2）。

図2-1　電磁波の種類と用途

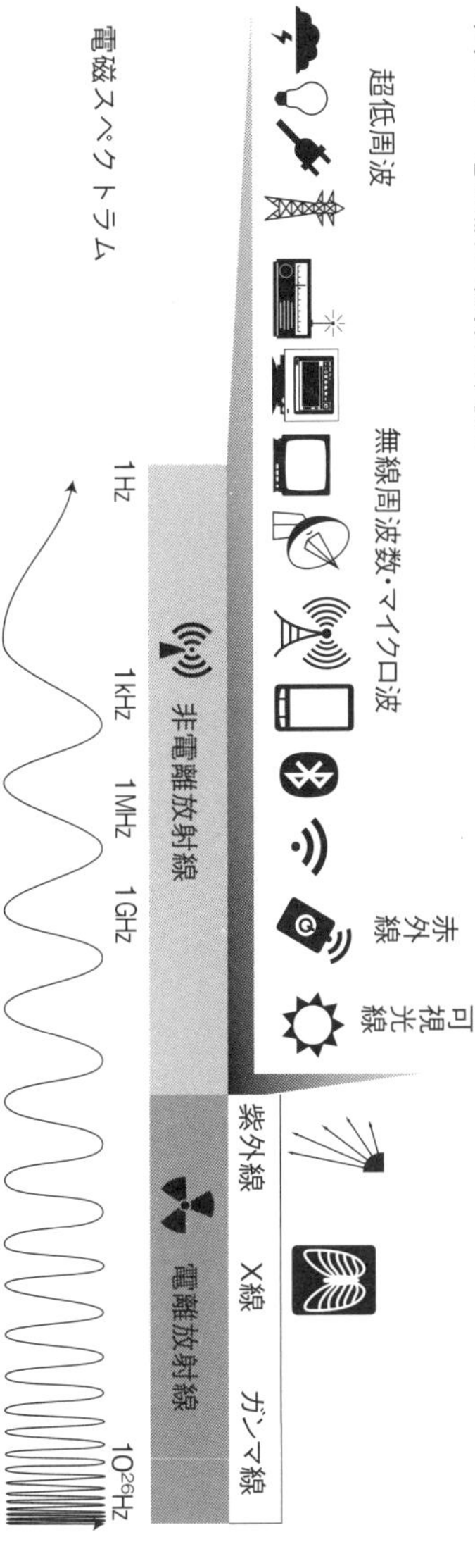

図の左に行くほど周波数が低く波長は長くなる。右に行くほど周波数が高くなって波長が短くなり、エネルギーも強くなる。Hz（ヘルツ）とは周波数を示す単位で50 Hzなら1秒間に50回、1 GHz（1億Hz）なら1秒間に1億回振幅することを示す。

出典：Martin Blank "Over-Powered"（2013）より

ちなみに、周波数が高くなるほど、エネルギーが強くなり、波長が短くなります。無線周波数電磁波のうち、周波数三～三〇GHzをマイクロ波、三〇～三〇〇GHzをミリ波といいます。マイクロ波の波長は一～一〇cm、ミリ波の波長は一～一〇ミリメートル程度しかありません。

図2-2　４Ｇから５Ｇへの移行段階

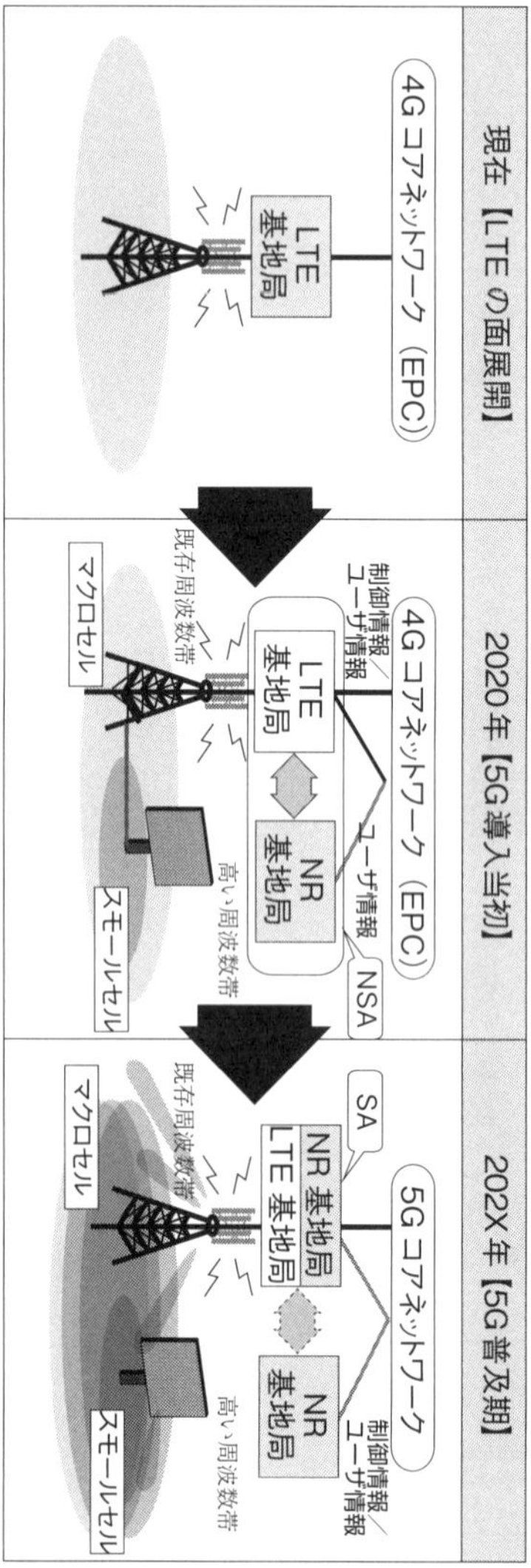

出典：総務省「基本コンセプト作業班における検討状況」(2017)

図2-3　携帯電話電磁波の周波数帯

現在は４Ｇが展開されているが、５Ｇでは3.7GHz、4.5GHz、28GHz帯が使われる。BWAは広域異動無線アクセスシステムの略で、WiMaxなどの広域無線LANを指す。

周波数帯	700MHz	800MHz	900MHz	1.5GHz	1.7GHz	2GHz	2.5GHz	3.4GHz 3.5GHz	3.7GHz 4.5GHz 28GHz
割当方針		H17.02.08				H12.03.27			
開設計画認定日（割当日）	H24.05.28		H24.03.01	H21.06.10	H17.11.10 H18.04.03 H21.06.10 H30.04.09		H19.12.21 H25.07.29	H25.12.22 H30.04.09	H31.04.10
世代	第3.9世代 第4世代	第２世代 移行 第３世代 第3.5世代 第3.9世代 第4世代	第3.5世代 第3.9世代 第4世代	第２世代 移行 第3.5世代 第3.9世代 第4世代	第3.5世代 第3.9世代 第4世代	第３世代 第3.5世代 第3.9世代 第4世代	BWA 高度化BWA	第4世代	
	高速・大容量通信に適した高い周波数が利用される傾向								第5世代

出典：総務省「平成３０年度携帯電話・全国BWAに係る電波の利用状況調査の調査結果及び評価結果の概要」

2　5Gと基地局の膨大化

波長が短いほど、金属やコンクリート、樹木などの障害物の影響を受けやすくなり、到達範囲が短くなるので、一〇〇mや二〇〇mといった短い間隔で基地局を設置する必要があります。欧州連合（EU）の報告書は、二〇〜一五〇m間隔で設置する可能性を示しています。

設置する基地局が膨大に増えるので、海外では街頭や電柱、バス・シェルター（屋根付きのバス停）などに設置され、高さ二〜三mの近距離から、エネルギーの強い電磁波に被曝することになり、「安全に歩けなくなる」と問題になっています。

日本でも楽天モバイルとソフトバンク、KDDIは、東京電力パワーグリッドの電柱に共用アンテナを設置する実証実験も行なっています（図2-4）。

また、NTTドコモは、縦八・五cm、幅二一・二cmの板状のガラス・アンテナや、深さ七〇cmの穴を道路に掘って基地局を埋め、樹脂製の蓋で覆うマンホール型基地局を設置する計画です（図2-5）。マンホールの蓋は通常、金属ですが、金属は無線周波数電磁波を反射するので、車の重さに耐えられる樹脂製の蓋を開発したのです。半径約九〇mをカバーし、地下に埋められたアンテナの先端と地表までの距離は一〇cmしかありません。被曝量の増加が懸念されます。

これまでの携帯電話基地局網は、人口の多い都市部や市街地で優先的に導入されてきましたが、

図2-4　電柱に５Ｇ強要アンテナを設置する実証実験

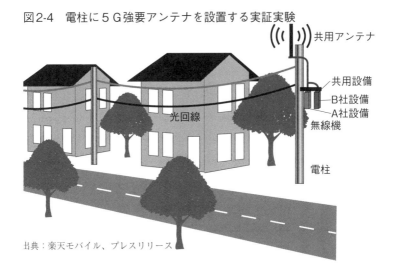

出典：楽天モバイル、プレスリリース

図2-5　NTT ドコモが開発したマンホール型基地局

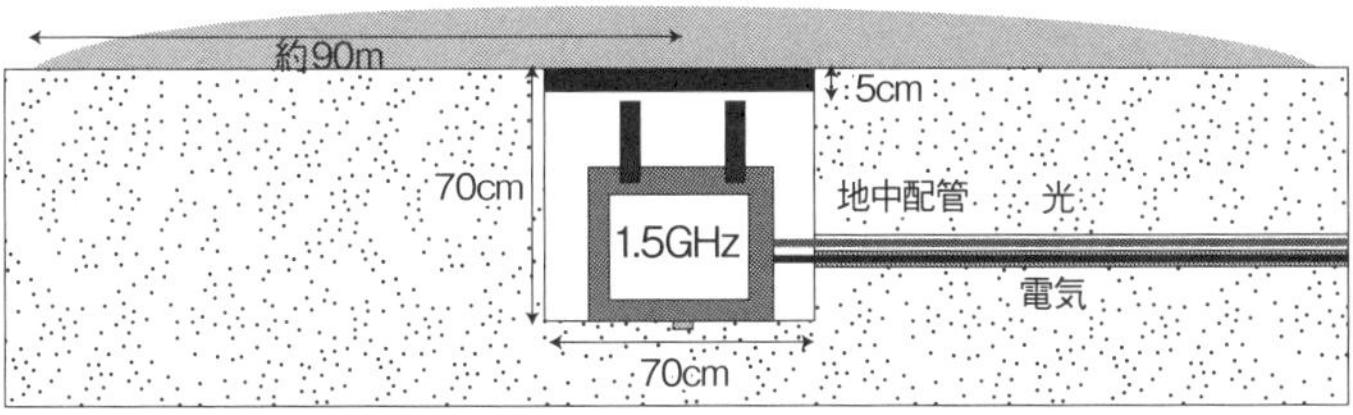

地下約 70 センチの深さに基地局を埋設し、樹脂製のマンホール蓋で覆う。
出典：NTT ドコモ報道資料
(https://www.nttdocomo.co.jp/info/news_release/2018/04/11_00.html)

5Gはモノとモノの通信や自動運転、農業や遠隔医療への利用など、さまざまな分野での利用が検討されています。そのため、総務省は、都市部だけでなく地方での早期導入を目指しています（図2-6、2-7）。全国を一〇キロメートル四方のメッシュに区切り、都市部・地方部で通信事業の可能性のある地域を広くカバーします。五年以内に五〇%以上の地域で、5G基地局を整備する方針です。

携帯電話事業者にとっては、人口の少ない不採算エリアにも基地局を設置することになり、コスト増加が懸念されています。

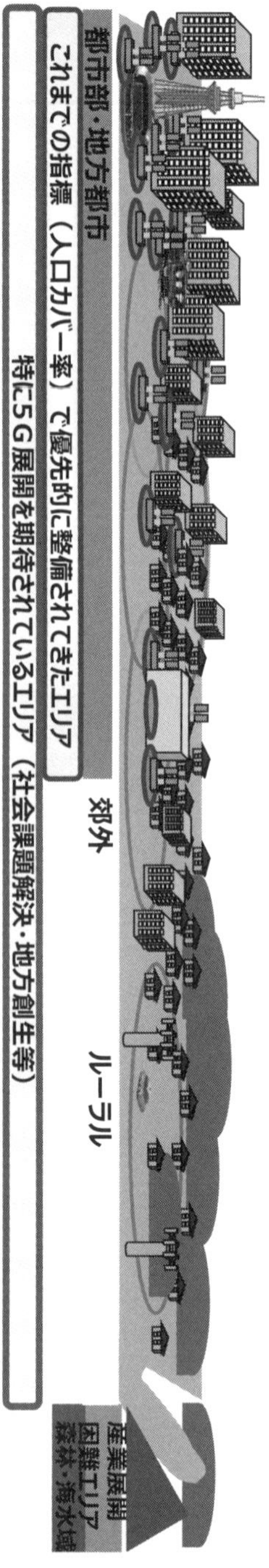

図2-6　これまでの基地局導入と5G基地局の整備
これまでは人口の多い都市部で優先的に整備されてきたが、5Gは郊外や農村でも導入を進める。

図2-7　全国展開のイメージ

全国を10km四方のメッシュに区切って、都市部・地方を問わずに導入するので、電磁波の弱い地域がなくなる。

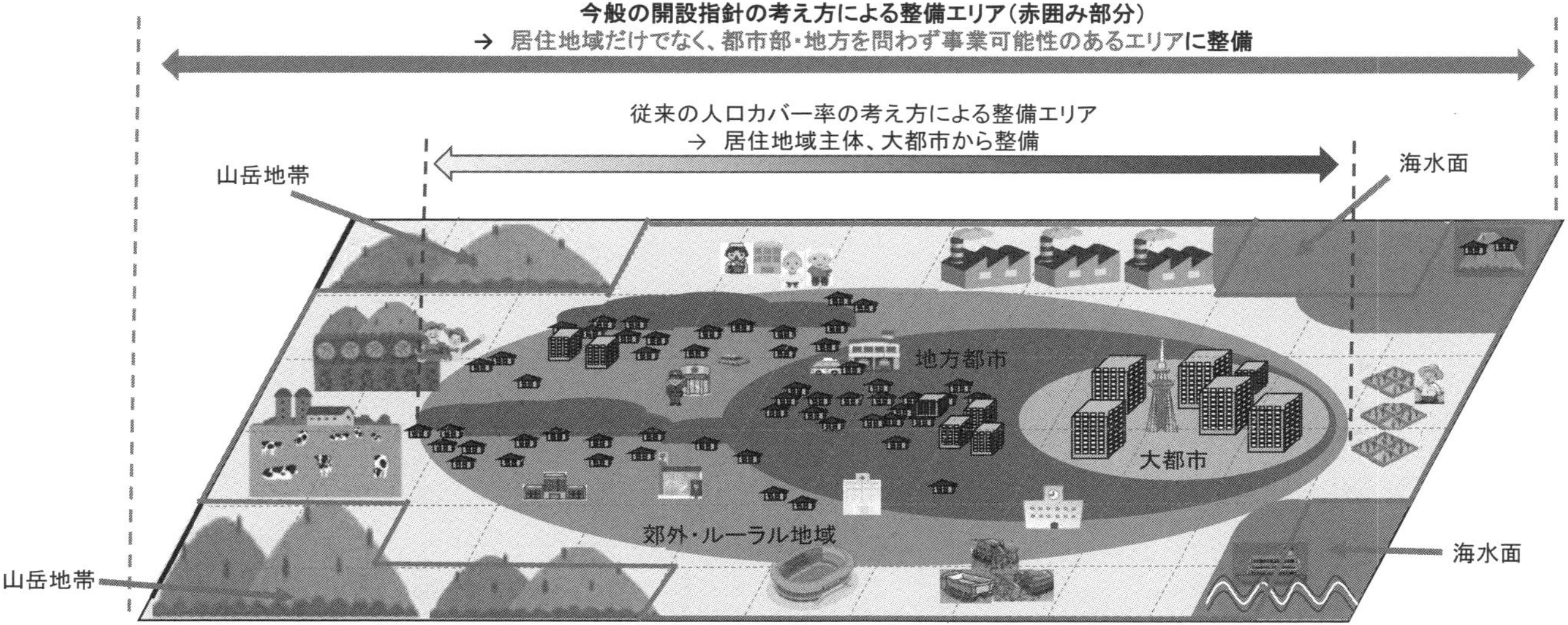
今般の開設指針の考え方による整備エリア（赤囲み部分）
→ 居住地域だけでなく、都市部・地方を問わず事業可能性のあるエリアに整備
従来の人口カバー率の考え方による整備エリア
→ 居住地域主体、大都市から整備
山岳地帯
海水面
地方都市
大都市
郊外・ルーラル地域
山岳地帯
海水面

※　５Ｇ用周波数の特性上、1局でカバーできるエリアが小さく、従前の「人口カバー率」を指標とした場合、従来の数十倍程度の基地局投資が必要となるため、人口の少ない地域への５Ｇ導入が後回しとなるおそれ。

出典：総務省「第５世代移動通信システム（５Ｇ）の今と将来展望」(2019)

3　欧州連合（ＥＵ）の導入状況

欧州連合（ＥＵ）の経済・科学・生活の質政策課は、欧州議会の要望を受けて、世界各国の５Ｇ導入状況を調査した報告書を二〇一九年に発表しています。それによると、５Ｇで超高速・大容量の通信を行なうために、基地局の数を増やさなくてはいけないので、携帯電話基地局の数は三倍以上に増えるため、コストがかかります。

ＥＵでは二〇二〇年までに、全ての都市部に５Ｇを導入することを目指していますが、そのために約五〇〇〇億ユーロが必要だと試算しています。しかも、ＥＵ域内の通信事業者は今も３Ｇや４Ｇへの設備投資を回収している段階です。

ミリ波帯が導入されるまでまだ数年かかりますが、周波数が高くなるほど電波の到達範囲は狭くなるので、数百メートルまたは数十メートルしかカバーできない可能性があります。さらに、周波数が高いと建物だけでなく、雨や雪、霧、濡れた葉など、天候や周囲の影響も受けやすくなりますから、屋内で使うのが困難です。そのため、当面は三～一〇㎓帯を利用していくことになります。

高い周波数帯を利用するには、基地局を密集させ、二〇～一五〇ｍごとに設置する必要がありますが、基地局のカバーエリアを半径二〇ｍだとすると、一平方キロメートル当たり八〇〇基地局が必要です。

従来の携帯電話基地局は、日本では市街地で五〇〇mほど、障害物の少ない郊外では数キロメートル先まで届きますから、5Gでは4Gよりはるかに基地局が増えることになります。

二〇二〇年に国際電気通信連合（ITU）が開催する会議では、表2-1で示した周波数帯が検討され、EUは七〇〇MHz帯、三・六GHz帯、二七・五～二九・五GHz帯を利用する計画です。

二〇一九年初めまでに、全加盟二八国で一三八件の試験導入が行なわれ、周波数七〇〇MHz帯、三・五GHz帯、二六GHz帯が割り当てられていますが、二〇二〇年までに撤廃し、再割り当てをすることになります。さらに、都市部での試験導入だけでなく、都市部と主要な陸上輸送を5Gで切れ目なくカバーするという目標も、加わりました。

試験導入が行なわれた都市は、アムステルダム（オランダ）、バルセロナ、マドリッド（スペイン）、パリやボルドー（フランス）、ベルリン（ドイツ）、ロンドン（イギリス）、ミラノ（イタリア）など三五都市です。医療やエネルギー、交通、スマートビルなどに利用し、スマートシティの構築を目指しています。

4　日本の電磁波規制

日本では、総務省が一九九〇年に発表した「電波防護指針」によって、指針値が定められています。例えば携帯電話基地局から発生する周波数一八〇〇MHz（メガヘルツ、一・八GHz）の場合、電力密度一〇〇〇μW／cm²（マイクロワット／平方センチメートル）以下、周波数九〇〇MHzの場合は六〇〇μW／cm²以下とされています。基地局から発生する電磁波の強さについては、アメリカも同様の値を採用しています。

しかし、多くの国が採用しているのは、日本やアメリカよりも厳しい国際非電離放射線防護委員会（ICNIRP）の指針値です（周波数一八〇〇MHzについて九〇〇μW／cm²、九〇〇MHzについて四五〇μW／cm²）。ICNIRPは国際放射線防護学会（IRPA）の一部門（INIRP：非電離放射線委員会）として一九七七年に発足し、九二年に独立した組織になりました。九八年に周波数〇〜三〇〇GHzを対象にした防護指針を発表し、欧州理事会（EC：欧州連合の政治指針などを決定する機関）もICNIRP指針値を採用しています。

かつては、ICNIRP指針値に従う国が多かったのですが、携帯電話が普及するにつれて、携帯電話基地局周辺で頭痛や不眠、不整脈や動悸、めまい、吐き気、食欲不振、耳鳴りなどの体調不良を訴える住民が増え、携帯電話基地局周辺の住民は発ガン率が高いことを示す研究も報告されるようになりました。さらに、携帯電話を長時間使うと脳腫瘍のリスクが高くなるという研究結果を受けて、国際がん研究機関（IARC）が、無線周波数電磁波を「発ガン性の可能性がある」と二〇一一年に認めました（表2-2）。

現在では国や地域によって指針値が異なり、日本やアメリカの百分の一や一万分の一以下の規

表2-1　世界で採用されている５Ｇの主な周波数帯

周波数帯	国・地域	特徴
1GHz以下（通常600/700MHz）	EU、アメリカ、インド	長距離の通信で現在使われる周波数帯、低コスト
3～5GHz	EU、アメリカ、日本、韓国、中国	多くの周波数帯を利用できるが、事業者に割り当てられる周波数帯は狭い
20～100GHz	EU、アメリカ、日本、韓国、中国、インド	狭い範囲（20～150m）高速、低遅延

参考：EU"5G Deployment State of play in Europe, USA and ASIA"（2019）

表2-2　IARCのヒトに対する発ガン性分類

無線周波数電磁場と超低周波磁場は「発ガン性の可能性がある（グループ２Ｂ）」に分類された。有機リン系殺虫剤のジクロボスも同じグループだ。

分類		分類された主な物質
グループ1	発ガン性がある	アスベスト、ヒ素、ベンゼン、エックス線、ガンマ線、紫外線、プルトニウム、タバコ、カドミウム
グループ2A	おそらく発ガン性がある	クレオソート（防腐剤）、DDT、スチレン、概日リズムを乱すシフト勤務、美容師
グループ2B	発ガン性の可能性がある	アセトアルデヒド、ジクロルボス、超低周波磁場、無線周波数磁場
グループ3	発ガン性があると分類されない	静電場、静磁場、極低周波電場、エチレン、メラミン、水銀、パラチオン（有機リン系殺虫剤）
グループ4	おそらく発ガン性がない	カプロラクタム

参考：International Agency for Research on Cancer, List of Classification

制を行なっているところもあります。

5 厳しい被曝規制を採用した国・地域

カナダは、アメリカや日本と同じ基準を採用していましたが、新生児や子どもを含むあらゆる人々を守るための安全性を考慮し、科学的な根拠に基づき、二〇一五年に規制を厳しくしました。西ヨーロッパ諸国でも、当時入手できた最新の研究や、予防原則に基づいて、無線周波数電磁波の規制を厳しくする国や自治体が現れるようになりました（表2－3）。予防原則とは、何らかのリスクが指摘されている場合、そのリスクを避けて被害が生じないように対策をすることで、欧州連合（EU）では、政策を決定する際に予防原則を採用することになっています。たとえば地球温暖化を防ぐために、二酸化炭素を削減することも予防原則に基づく対策です。

ベルギーでは、行政区が独自の規制を設けることが憲法裁判所によって二〇〇九年に認められたので、ブリュッセル首都圏地域、フランドル地域、ワロン地域は、それぞれ規制値を制定しました。

ワロン地域では、人々が過ごす建物や居住空間（居間、寝室など）、学校、保育園、病院、高齢者施設、労働環境、スポーツやゲームを行なう場所では、二・四二μW／cm²を超えてはいけないと定めました。

フランスはＩＣＮＩＲＰ指針値を採用していますが、パリは携帯電話事業者と協定を結んで、独自に厳しい指針値（六・六μW／㎠）を採用しています（詳細は第八章）。

イタリアは一般の人々が過ごす環境について、三つの規制値を導入しています。「被曝制限」は絶対に超えてはいけない上限で一〇〇μW／㎠、「注意値」は人々が四時間以上過ごす屋内での規制で一〇μW／㎠です。「品質目標」とは大勢の人が頻繁に集まる屋外での規制値で一〇μW／㎠としました。通信事業者の業界団体ＧＳＭＡの報告書によると、三つの規制値のうち、最も厳しい値（屋外で一〇μW／㎠）が実際の被曝制限として考えられています。しかも、ある地域に基地局を設置する場合、既存の電磁場レベル（ラジオやテレビ放送など）や、他の全ての携帯電話事業者の電磁波を考慮しなくてはいけません。

このように厳しい規制の背景には、大規模な健康被害が発生したことがあります。ローマ市郊外にあるバチカン市国が、世界に向けて送信するラジオ送信施設の電波が、健康被害を起こしていることが問題になりました。

イタリア公衆衛生局やフローレンス大学の研究者は、一九八〇年代にバチカンラジオの送信施設から一〇km以内で小児白血病の発症率と、成人の白血病の死亡率を調査しました。子どもの発症率と成人の死亡率は施設から二km以内で有意に高くなり、送信施設から離れるほど発症率と死亡率が減少しました。

そこで、イタリアは一九九八年に、ＩＣＮＩＲＰよりもはるかに厳しい独自の規制値を導入し、イタリアのエネルギー環境局はバチカンラジオ送信施設周辺で測定を実施しました。その結果、施設から約三㎞離れた屋内で三九・五μW／㎠という高い値が測定されました。

　イタリア政府はバチカンラジオに放送禁止を求めましたが、バチカンはＩＣＮＩＲＰ指針値に準じているという理由で拒否したので、イタリア政府は健康被害を減らすために提訴しました。二〇〇五年、ローマ地裁は、強い電磁波で環境を汚染したとして、バチカンラジオに有罪判決を下し、損害賠償の支払いを命じました。

　ギリシャでは、一般の人々が立ち入る場所ではＩＣＮＩＲＰ指針値の七〇％を超えてはいけない、と二〇〇〇年に定めました。周波数九〇〇㎒の電磁波を出す携帯電話基地局の場合、ＩＣＮＩＲＰ指針値は四五〇μW／㎠ですが、ギリシャでは三一五μW／㎠になります。

　さらに、電磁波の影響を受けやすい子どもや病院、高齢者を守るため、学校や幼稚園、病院、高齢者施設から三〇〇ｍ以内では同指針値の六〇％を上限としました。周波数九〇〇㎒の電磁波を出す携帯電話基地局の場合、二七〇μW／㎠です。また、これらの施設の敷地内に、携帯電話基地局を建設することも禁止しました。

　ヨーロッパを中心に四七カ国が加盟する欧州評議会（ＣｏＥ）は、今すぐに実施できる暫定値として〇・一μW／㎠（日本の一万分の一）、将来的にはさらに厳しくして〇・〇一μW／㎠（日本の一〇〇万分の一）とするよう、加盟国に勧告しています。

　さらにＣｏＥは、ＩＣＮＩＲＰ指針値のもとになった科学的根拠の見直しを求めています。Ｉ

表2-3　各国の電磁波被曝規制

<table>
<tr><th>ICNIRPとの比較</th><th>国・地域・自治体名</th><th>900㎒
基地局
(μW/㎠)</th><th>1800㎒
基地局
(μW/㎠)</th></tr>
<tr><td>ICNIRPより緩い</td><td>日本、アメリカ</td><td>600</td><td>1000</td></tr>
<tr><td>ICNIRPと同等</td><td>メキシコ、ブラジル、アルゼンチン、ペルー、フィンランド、スウェーデン、ノルウェー、フランス、イギリス、ドイツ、オーストリア、ハンガリー、オーストラリア、ニュージーランド、韓国、シンガポール、マレーシア、フィリピン、タイ、イスラエル、南アフリカ</td><td>450</td><td>900</td></tr>
<tr><td rowspan="12">ICNIRPより厳しい</td><td>カナダ</td><td>274</td><td>439</td></tr>
<tr><td>ベルギー
ブリュッセル
フランドル
ワロン</td><td>
9.6
2.4
2.4</td><td>
19.2
4.7
2.4</td></tr>
<tr><td>パリ（フランス）</td><td colspan="2">6.6</td></tr>
<tr><td>スイス</td><td>4.2</td><td>9.5</td></tr>
<tr><td>イタリア
　被曝制限
　注意値
　品質目標</td><td colspan="2">
100
10
10</td></tr>
<tr><td>ギリシャ
　一般の場所
　学校、幼稚園、病院周辺</td><td>
315
270</td><td>
629
540</td></tr>
<tr><td>ロシア、ブルガリア、リトアニア</td><td colspan="2">10</td></tr>
<tr><td>ウクライナ</td><td colspan="2">2.5</td></tr>
<tr><td>欧州評議会（CoE）</td><td colspan="2">0.1（暫定）
0.01（将来）</td></tr>
<tr><td>中国</td><td colspan="2">40</td></tr>
<tr><td>インド</td><td>45</td><td>90</td></tr>
</table>

参考：総務省「各国の人体防護に関する基準・規制の動向調査報告書」(2018) ほか。
携帯電話基地局から発生する電磁波への公衆被曝規制値を比較

ＣＮＩＲＰ指針値は、強い電磁波に短時間被曝して体温が上昇する熱効果しか考慮していません。しかし、携帯電話やＷｉ－Ｆｉが普及した現代社会では、胎児から高齢者まで全ての人が、弱い無線周波数電磁波へ慢性的に被曝しています。日本では九〇年代に策定された指針値を使い続けていますが、諸外国のように、更新していく必要があるのではないでしょうか。

6　アジアの電磁波規制と対策

アジアでも、規制値を引き下げたり、子どもを守るための対策を導入している国があります。トルコは二〇一一年と一五年に改定を行ない、複数の基地局がある場合は総量がＩＣＮＩＲＰの七五％以下に、一基の場合は二二％以下になるように定めました。幼稚園や保育園、小学校、病院のある地域では、基地局からの被曝量が低くなるよう求め、病院から要請があった場合は屋内が二・四二μW／cm²以下になるよう定めました。

インドでは二〇一二年に、基地局からの電磁波被曝をＩＣＮＩＲＰの一〇分の一に規制する法律が施行されました。学校周辺や住宅地にも携帯電話基地局の設置が進められたので、健康不安を懸念する住民が反対運動を起こすようになり、インド政府の閣僚級委員会が調査を実施しました。その結果、国全体の被曝量を厳しく規制することになったので、学校や子どもの遊び場、住宅、病院など特別な配慮が必要な地域だけの値を引き下げる必要がなくなったのです。

韓国政府はＩＣＮＩＲＰに準じていますが、京畿道議会は、幼稚園や小学校を「電磁波安心地帯」に指定し、電磁波の影響を受けやすい子どもを守る条例を制定しました。電磁波安心地帯には、携帯電話基地局を設置することはできませんし、インターネットのルーターを設置する際も、安全を確保するため出来るだけ離して設置しなくてはいけません。

７　厳しい規制を行なってきた東欧

東ヨーロッパ諸国は、日本やアメリカ、そしてＩＣＮＩＲＰよりもはるかに厳しい規制を行なってきました。

ロシアでは一九五三年に、ロシア医療科学アカデミー労働衛生研究所に電磁放射研究室が設けられ、人体への影響や規制値を作成するための研究が行なわれてきました。ＩＣＮＩＲＰの前身となる組織が設立されたのが一九七七年ですから、ロシアではその二四年前に組織を立ち上げ、研究を進めてきたのです。

携帯電話基地局からの電磁波に被曝する一般の人々の被曝量は一〇㎼／㎠以下としています。携帯電話を使う人はリスクを知った上で、自分の意思で購入・利用していますが、基地局が住宅地に設置される場合、自分の意思とは無関係に被曝を余儀なくされるからです。

さらに、携帯電話の使用時間をできるだけ短くするよう勧告しました。一八歳未満の若者や子ども、妊婦、心臓ペースメーカー使用者は、携帯電話機の使用を出来るだけ減らすよう求めているのです。

ちなみに、冷戦時代には、モスクワにあるアメリカ大使館が約一〇〇メートル離れた建物から、周波数二・五～四GHzのマイクロ波を照射される「モスクワ大使館シグナル事件」が起きました。アメリカ側の調査によると、一九五二～一九七六年にかけて職員一八二七人とその家族三〇〇〇人が、平日に約二時間、電力密度一・五μW／cm²の電磁波を照射され、目の異常や皮膚症状、うつ、集中困難、記憶障害などを訴え、他の東欧諸国の職員より胃潰瘍になる率が四・三倍、貧血になる率が二・五倍高くなりました。

日本の基準より、はるかに低いレベルで健康被害が起きていたことに注目すべきです。

8　規制緩和を求める業界団体

国際連合の機関、国際電気通信連合（ＩＴＵ）や業界団体ＧＳＭＡの報告書によると、５Ｇでは大容量・超高速通信を行なうため新しい通信方式と周波数帯を使うので、電磁波被曝量も著しく増加します。そのため、予防原則や最新の科学研究に基づいて厳しい規制を行なっているイタリア、スイス、ベルギー、パリ市、ポーランド、ロシア、インドなどでは５Ｇ導入が困難なので、ＩＣＮＩＲＰ指針値に沿って緩和するよう求めています。

図2-8　ユーザーが要求しても提供されないデータ量の割合

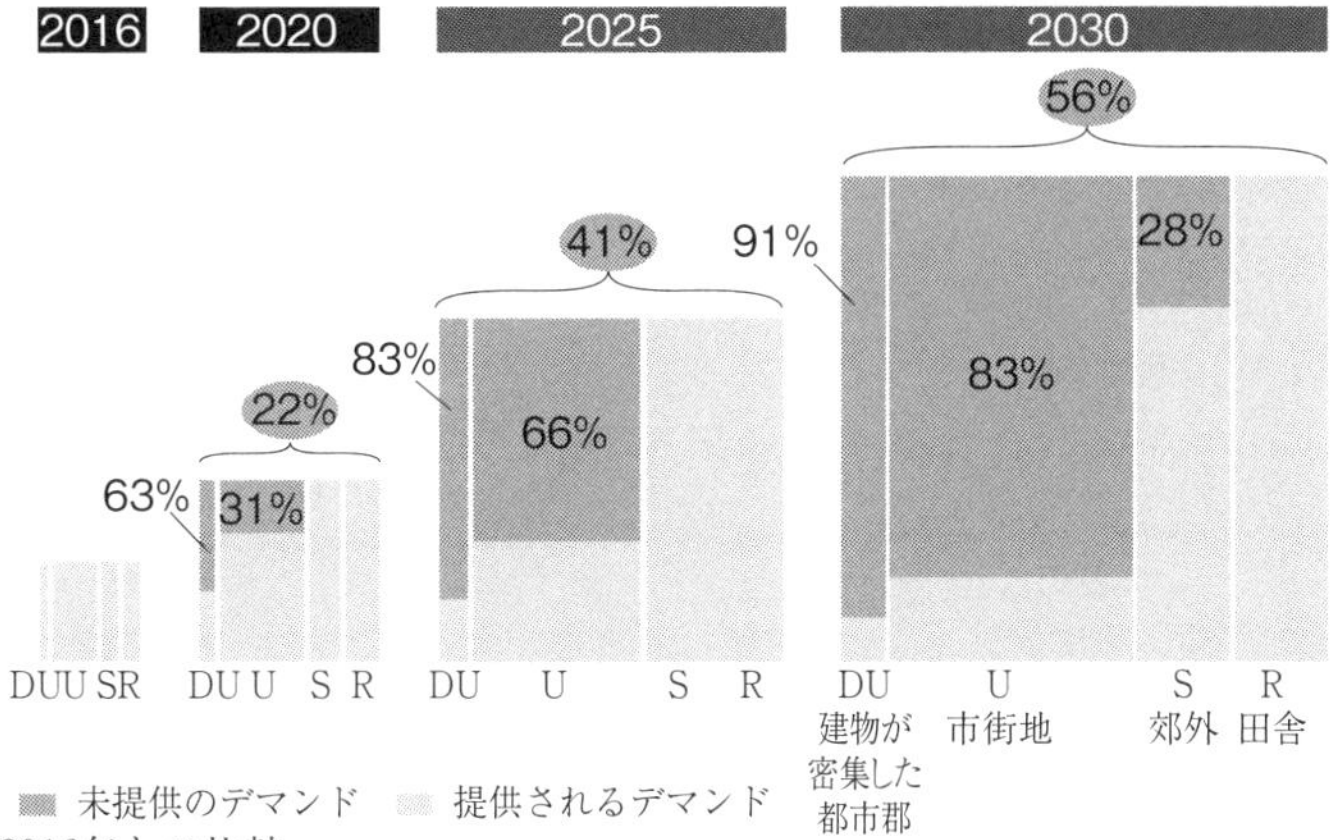

2016年との比較

出典：ITU-T. "The impact of RF-EMF exposure limits stricter than ICNIRP or IEEE guidelines on 4G and 5G mobile network deployment"(2018)

５Ｇのミリ波帯で利用される新技術「ビームフォーミング」は、スマートフォンやタブレット式パソコンを使うユーザーに向けて、アンテナの角度などを調整して集中的に電磁波を送ることで、超高速・大容量通信を実現します。

規制が厳しい国・自治体では、「ビームフォーミングは現在の基準をたやすく上回る」し、「スモールセル（カバーエリアが狭い）の設置は現在の基準では不可能だろう」と指摘しています。厳しい規制を守れば、基地局増加につながり、コストがかかるからです。

国際電気通信連合（ＩＴＵ）がポーランドをモデルに４Ｇ／ＬＴＥや５Ｇを導入した場合のシミュレーションを行ないました（図２-８）。ポーランドは周波数三〇〇MHzから三〇〇GHzの無線周波数電磁波に対して電力密度を一三μW／㎠以下とする法規制を行なっています。この規制を満たしながら、新しい周波数帯を利用することは不可能で、基地局を増設しなければいけない、といいます。二〇二五年までに市街地の基地局数は三・五倍、密集した都市部の基地局数は約六・八倍になるだろう、と報告しました。基地局を増やすのは費用も時間もかかるので、事業者にとっては好ましい方法ではありません。

このままでは、データトラフィック（一定時間内にネット上で送信できる通信データの量）が減り、二〇一六年と比べると、ユーザーがデータを要求した時に、二〇二〇年時点で二二％、二五年には四一％、三〇年には五六％のデータを供給できなくなる、と予測しています。

とくに大きな影響を受けるのは建物などの障害物が多い都市部で、二〇二五年には八三％、三〇年には九一％のデータを提供できなくなるといいます。事業者にとっては規制を緩和し、より少ない基地局でカバーできるようにしたいので、今の厳しい規制ではユーザーにとってもデメリットがあると訴えているのです。

9　健康を守るために規制緩和を拒否

ＧＳＭＡによると、リトアニアもロシアと同じ厳しい規制を導入しているので、３Ｇを導入した二〇〇五〜一〇年に、通信事業者は携帯電話基地局の一部を停止しなければいけませんでした。

その後、４Ｇ／ＬＴＥを導入した際は、問題がさらに大きくなり、二〇一一年以降、基地局の一〇％を停止し、事業者は通信事業を続けるために、基地局の再調整を余儀なくされた、といいます。

二〇一四年に、リトアニア政府は規制緩和を検討しましたが、電磁波問題を所管する保健省が高い規制値を受け入れなかったので、事業者との合意には至りませんでした。

欧州委員会（ＥＣ）は、欧州連合（ＥＵ）の各加盟国は少なくとも一つの都市で、５Ｇを試験導入するよう求めていました。ＩＴＵの報告書で規制が厳しいと批判されたベルギーのブリュッセル首都圏地域でも、５Ｇを試験導入するために規制緩和が検討されていましたが、５Ｇは被曝量が増大するので、健康影響への懸念も高まっていました。

ブリュッセル首都圏地域は、二〇一八年七月に厳しい規制を緩和する協定を携帯電話事業者三社と結び、５Ｇ通信を行なった場合の周辺住民の被曝量を検討していましたが、最終的に、現時点で評価するのは不可能だと判断されました。

二〇一九年四月一日、セリーヌ・フレモール環境大臣は「市民を守るべき基準値が尊重されないなら、私はそのような技術を歓迎できない。ブリュッセル市民は、利益のために売り払うことができるモルモットではない」と規制緩和に反対し、当面、５Ｇを導入できなくなりました。

二〇一九年四月九日、スイスのヴォー州議会では、緑の党のラファエル・マハイム議員が提出した５Ｇ一時停止案を、賛成九五票、反対九票の圧倒的な賛成多数で可決しました。その翌日、ジュネーブ州議会も5G一時停止を採択し、新しいアンテナの設置を禁止しました。さらに、独立した科学研究を行なうよう、世界保健機関（WHO）に求めることを決めました。ジュラ州、ヌーシャテル州も、5G導入の一時停止を採択しています。

その一方で、通信事業者は5G基地局の導入をスイス各地で進め、六カ月間で二〇〇〇基の5Gアンテナを設置、スイス全国の自治体の四六％に導入しています。一時導入停止が決まった州では、5Gに近い通信環境を整備するために、従来の4Gより通信速度が速い4G+にアンテナを変更しました。

健康や環境への悪影響を懸念する市民も増え、同年九月には、5Gに反対する市民数千人がスイス国会前でデモを行ないました。また、六月には5G基地局が爆破される事件も起きています。二〇二〇年二月、ジュネーブ州議会は、4G+と5Gの導入を三年間停止する修正案を採択しました。ベルトランド・ブッフ議員は、「産業スパイの可能性を考えると、5Gは社会的選択や安全保障上の問題を引き起こす」と述べており、電磁波による健康影響だけでなく、セキュリティ上のリスクも考慮されたようです。なお、電磁波規制値を所管するスイス連邦環境局は、同年一月末に健康影響を懸念して、5G基地局を停止するよう各地の自治体に通達をしました。

イタリアでも二六〇以上の自治体が一時停止を議決し、ドイツでは一時停止を求める請願署名が約五五〇〇筆集まり、二〇一九年に国会に提出されました。

日本では、5Gに関する反対運動はほとんど起きていませんが、海外では健康を守るためにデモが起き、地方議会も一時停止を決めているのです。

なお、無線通信に利用できる電磁波は有限なので、いくつかのブロックに分けて、事業を希望する通信会社が入札する、オークション制度を多くの国が導入しています。ドイツでは、5G導入で約八〇〇〇億円が国庫に入る見込みです。

一方、日本にはオークション制度がなく、総務省の判断で事業者に割り当てており、事業の寡占を生んでいると批判されています。

参考文献

総務省「各国の人体防護に関する基準・規制の動向調査報告書」二〇一八年
ITU-T. "The impact of RF-EMF exposure limits stricter than ICNIRP or IEEE guidelines on 4G and 5G mobile network deployment" (2018)
GSMA. "Arbitrary Radio Frequency exposure limits: Impact on 4G network deployment" (2014)
The Brussels Times."Radiation concerns halt Brussels 5G Development,for now"(二〇一九年四月一日)
Swissinfo.ch."Swiss cantons lack clout to ban 5G mobile network" (二〇一九年五月五日)
RTS."Moratoire de trois ans sur la 4G+ et la 5G à Genève" (二〇二〇年二月二十八日)

第3章 懸念されている健康影響とは？

1　弱い電磁波でも影響が出る

日本の規制値は、周波数九〇〇MHzで電力密度六〇〇μW／cm²、一八〇〇MHzで一〇〇〇μW／cm²で、総務省はこの規制値以下なら安全だと説明し、5Gにも適用されます（図3-1）。しかし、日本の規制値よりも、はるかに弱いレベルでも、ヒトや動物の精子に異常が出たり、DNA鎖が切断されたり、細胞を傷つける活性酸素が増えたり、免疫に関わる細胞やホルモンが減少したり、学習能力が低下するなど、さまざまな異常が起きることが報告されてきました（表3-1）。

国際非電離放射線防護委員会（ICNIRP）が定めた現在の国際指針では、強い電磁波に短時間被曝して熱が発生する熱効果が起きないように指針値を定めてきました。

しかし、携帯電話やスマートフォン、通信ネットワークが普及し、ほとんどの人がこれらの無線通信端末を所有している現代社会では、通信機器を使わない子どもや、もっとも環境因子に敏感な胎児から高齢者まで、すべての人が常に弱い電磁波に被曝しています。そしてこれまでに行なわれてきた研究によって、熱効果が起きない、ごく弱い被曝レベルでも、DNA鎖切断や活性酸素増加などの非熱効果が起きることがわかってきたのです。

たとえば、スペイン南東部のラ・ノーラ村では一九九〇年代末頃、村を見下ろす丘の頂上に二つの第2世代携帯電話（2G）基地局が設置されました。一つは周波数九〇〇MHz、もう一つは一

図3-1　携帯電話電磁波に関する規制値の比較

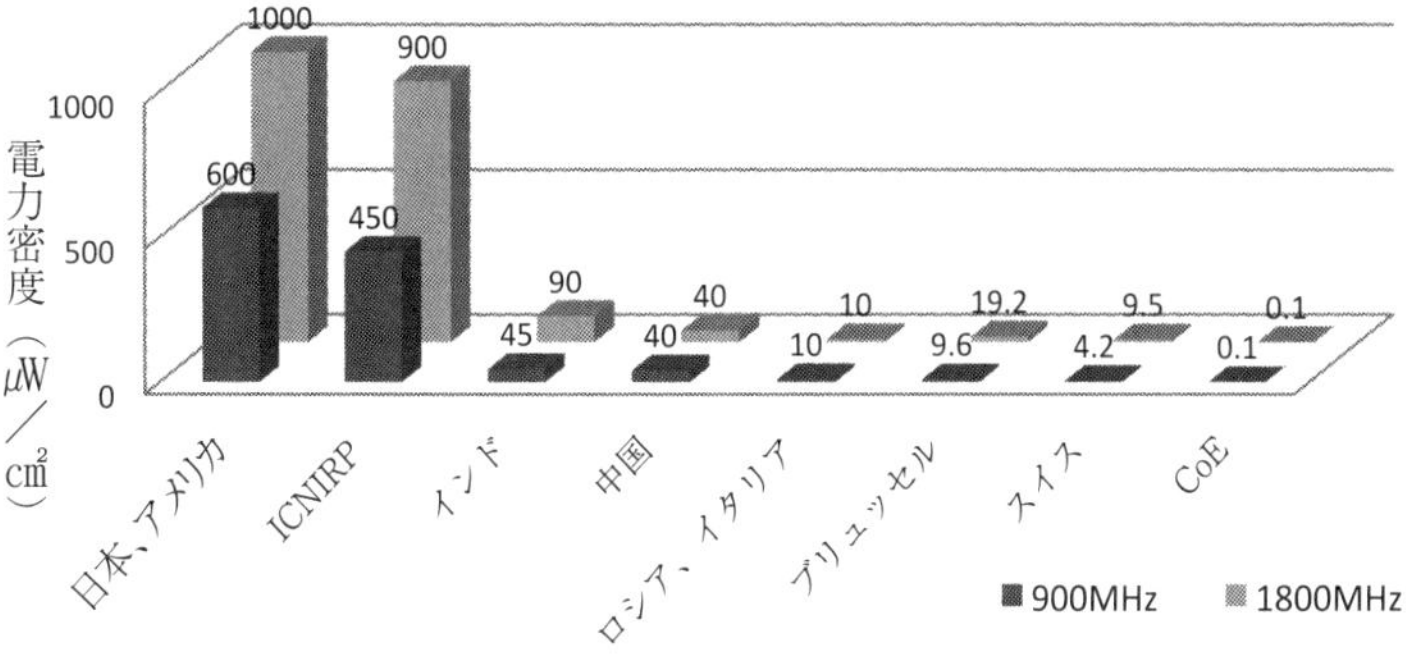

参考：総務省「各国の人体防護に関する基準・規制の動向調査報告書」（2018）ほか

八〇〇MHzの電磁波を発生させていました。オーストリアとスペインの研究者らが、二〇〇〇年に住民九四人の健康調査と、一日の中でもっとも長い時間を過ごす寝室での電磁波測定を行ないました。電力密度は〇・〇〇〇六～〇・〇一二八μW／cm²しかありませんでしたが、疲労感や頭痛、睡眠障害、うつ、不安感、睡眠障害、集中困難、心臓血管系の問題が報告され、被曝量が多いほど症状を訴える率も高いことがわかりました。

ナイジェリアでは第２世代携帯電話基地局から一mの距離で、オスのマウスを被曝させ、精子の異常を調べる実験が行なわれています。被曝したマウスでは、精子の三九～四六％に異常が発生し、被曝させなかったマウスの異常は二％にとどまりました。

図３‐２で異常を起こした精子を示しています。ネズミの仲間の精子には、先端にフックのような突起があり、(a)は正常な精子です。(b)はそのフックがなく、(c)は尾が二つに分かれ、(d)は先端が丸くなり、(e)は先

表3-1　無線周波数電磁波で起きた生体影響

電力密度（μW/cm²）	影響	参考文献
0.0006 ～ 0.0128	携帯電話基地局からの慢性被曝で、疲労、うつ、睡眠障害、集中困難、心臓血管系の問題が報告された	Oberfeld（2004）
0.07 ～ 0.1	基地局周辺で被曝させたマウスの精子の39 ～ 46%に異常が発生。被曝しなかった対照群の異常は2%のみ。	Otitoloju（2010）
0.168 ～ 1.053	テレビ・ラジオ送信施設周辺で被曝させたマウスは5世代後に取り返しのつかない不妊が発生	Magras と Zenos（1997）
0.21 ～ 1.28	携帯電話電磁波に45分被曝した若者と成人は頭痛の増加を報告	Riddervold（2008）
0.5 ～ 1.0	Wi-Fiに接続したノートパソコンの下に4時間置いた精子のDNA鎖が切断され、精子の生存能力が減少	Avendano（2012）
1.5	ラットの記憶能力が低下	Nittby（2007）
2	ラットの脳細胞でDNAの二重鎖切断が発生	Kesari（2008）
5	免疫に関わる細胞（NKリンパ球）が減少	Boscolo（2001）
28.2	ラットの細胞で活性酸素が増加	Yurekli（2006）
92.5	ヒトの白血球細胞で遺伝子が変化	Belyaev（2005）

参考：Bioinitiative 2012, A Rationale for Biologically-based Exposure Standards for Low-Intensity Electromagnetic Radiation

図3-2　基地局の電磁波に被曝させた精子の異常
(a) は正常な精子。(b) ～ (j) は異常を起こした精子。

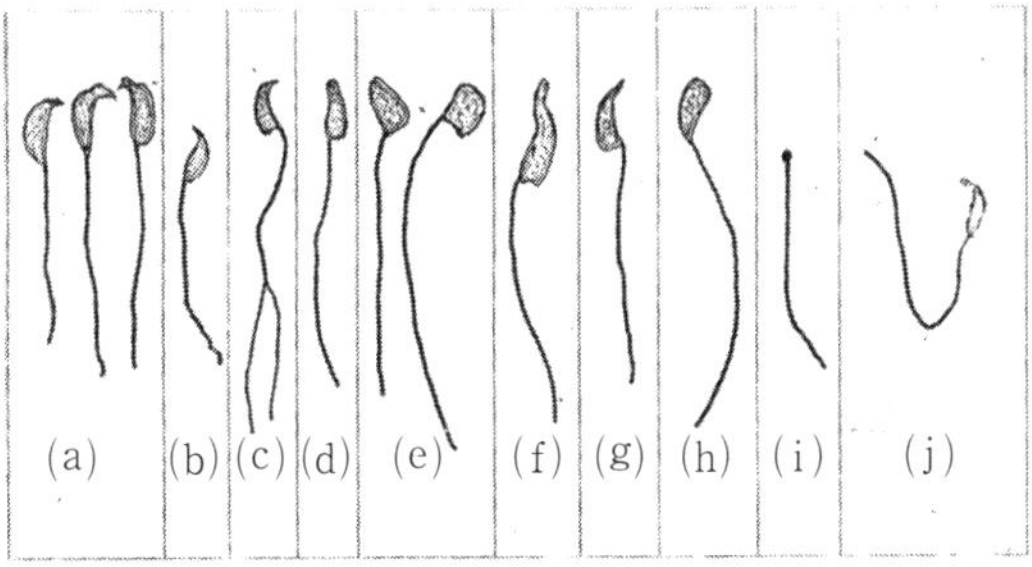

出典：Otitoloju et al. Bull Environ Contam Toxicol (2018) 84 : 51-54

端の形状が崩れ、(f)はフックが伸び、(g)はフックの角度が異常を起こし、(h)はフックがなくて先端の形も狂い、(i)は先端が点のように小さくなり、(j)はバナナのように曲がっています。ちなみに、マウスが曝された電磁波の電力密度は〇・〇七～〇・一μW／㎠で、日本の被曝基準の一万分の一です。

２　人工的電磁波と細胞への影響

アメリカの国家毒性プログラム（ＮＴＰ）は、５Ｇ電磁波に関する文献調査を行なっています。ＮＴＰは、ミリ波より低い周波数では少なくとも三～四インチ（約七・六～一〇㎝）の深さまで届きますが、５Ｇで使われるミリ波は波長が短いので影響を受けるのは皮膚だけで、体内への影響はないと説明しています。通信事業者も体表面の一～二㎜にほとんどのミリ波が吸収されるので、問題はないと主張しています。

しかし、ワシントン州立大学名誉教授のマーティン・L・ポール博士は、5Gによって皮膚ガンが増えるだけでなく、失明や催奇形性による自然流産、自閉症の増加など、さまざまな影響が起きる可能性を指摘しています。

太陽光などの自然光は、波が振動する方向や強さが不規則に変化しますが、平均するとどの方向も同じになります。しかし人工的な電磁波は、電磁波の山と山、谷と谷を強め合って強度を増幅し、細胞内や周囲のイオンを振動させて活性化させる性質があります。すべての生物は進化の過程で、太陽光や地磁場など自然界の電磁波のなかで進化し、人間の皮膚の色素は、太陽光が弱い北方圏では薄くなりました。木の樹皮の色素も太陽光から守る意味があります。しかし、人工的な電磁場が登場したのは一九世紀になってからで、生物の進化の歴史から見ればつい最近のことです。

人間や動物の細胞膜には、ごく微量の電気的刺激で開くイオンチャネルがあり、細胞内と細胞外のイオン（電解質）の濃度を調整しています。イオンチャネルは、わずかな電気的刺激によって開きますが、これまでの研究で、携帯電話やスマートフォン、無線LANなどに使われるマイクロ波は、細胞内と周囲のイオンを振動させて細胞膜のイオンチャネルのセンサーに電気刺激を起こすことがわかっています。

通常、細胞内はナトリウムイオンとカルシウムイオンの濃度が低い状態に保たれていますが、人工的な電磁波は細胞の電気化学的バランスを崩します。このような電気刺激を引き起こすのはマイクロ波だけでなく、ＩＨ調理器などから発生する中間周波数電磁波、家電や送電線などから発生する超低周波電磁場、静電磁場などが含まれます。

とくに懸念されているのは、カルシウムイオンチャネルへの影響です。カルシウムイオンは、神経伝達物質の放出、筋肉の収縮、遺伝子の発現、免疫細胞の活性化、細胞の自然死（アポトーシス）、免疫細胞の活性化などほとんど全ての生命活動に関わります。人間以外の動物や植物もカルシウムチャネルを持っていますが、マイクロ波はカルシウムチャネルを活性化して、細胞内カルシウムイオンを過剰に作り出し、カルシウム信号を過剰に発生させます。

そのため、マイクロ波への被曝は、脳を含む神経系を攻撃し、多様な神経的、精神神経的影響を引き起こします。また内分泌系（ホルモン）を攻撃することもわかっています。私たちの生態機能を維持するのに重要な、神経系と内分泌系の混乱の結果は甚大です。

また、あらゆる慢性疾患に関わる酸化ストレスと活性酸素による損傷を引き起こし、突然変異や発ガンにつながるＤＮＡの一重鎖・二重鎖破壊を起こし、アポトーシスを増やしますが、これは神経変性疾患と不妊症でも起きる重要な事態です。男性と女性の生殖能力を下げ、性ホルモンを減らして性的欲求の減少を起こし、自然流産を増やし、精子細胞のＤＮＡも傷つけます。先進国全体で精子数が五〇％低下しており、母親が妊娠中に携帯電話を使うと子どもが発達障害になるリスクが高くなる、という研究もあります。日本でも少子化が深刻な問題になっていますが、生活環境の中に電磁波が増えているることも関連しているのではないでしょうか。

電磁波被曝は、学習能力や記憶力を低下させることを示す疫学調査と動物実験の報告があります。人工的な電磁波は、一五種類の異なるメカニズムを通じて細胞を攻撃しガンを引き起こす、と考えられています。

ミリ波は、カルシウムチャネルだけでなく、カリウムチャンネルの両方を開いて活性化させるという研究もあります。カリウムイオンは神経の情報伝達、筋肉の収縮、心臓の筋肉の収縮に関わります。

スイスの電磁波被曝基準は、アメリカや日本よりも厳しいのですが、スイスの携帯電話基地局周辺に妊娠した牛を放牧すると、子牛の白内障発症が大幅に高くなります。母牛の体の奥深くで守られているはずの胎児にも影響が出るので、NTPや携帯電話事業者が主張するように、体の奥に影響しないという説明は納得できるものではありません。

先のポール博士は、5Gによって白内障、網膜剥離、緑内障、黄斑変性疾患による失明が増えると指摘しています。腎臓には血液と尿になる物質がありますが、水分は電磁波の影響を受けやすいので腎不全が大幅に増える、といいます。

胎児と乳幼児は成人よりも水分が多いので、健康被害を受けるリスクが高いと考えられています。そのため催奇形性による自然流産が増加するほか、自閉症の発症率増加につながると考えられているのです。アメリカでは現在、自閉症の子どもは三八人に一人、日本では一〇〇人に一人の割合で生まれますが、5Gが始まれば二人に一人または新生児の大半を占めるようになる可能性もポール博士は指摘しました。

また昆虫や節足動物（クモ、昆虫）、鳥、小型哺乳類、両生類も大きな影響を受け、木や植物は乾燥しやすくなって燃えやすくなり、火災が増えると考えられています。

ポール博士は、5Gを導入する前に、業界から完全に独立した組織が、生物学的な安全性を検査するべきだと主張しています。

3　電磁波過敏症が増えている

家電製品や通信機器など、身の回りの電気・電子機器から発生する電磁波に被曝すると、携帯電話基地局周辺で報告されたような、頭痛やめまい、睡眠障害、耳鳴り、吐き気などの多様な症状を訴える「電磁波過敏症」になる人が増えてきました。

スウェーデンで一九八五年に、電磁波過敏症の有病率が調査され、〇・〇六％と報告されました。この当時は、パソコンのＶＤＴディスプレイで作業する人が、皮膚の赤みやチクチク感などを訴えることが問題になっていました。スウェーデンはイスラエルと並んで、世界で最初に携帯電話通信を導入した国で、一九八一年にアナログ式携帯電話の利用が始まりました。一九九五年の調査では、有病率は一〇倍の〇・六三％に増え、二〇〇〇年には三・二％、二〇〇三年には九

%に増えました。

スウェーデンでの調査は、研究者によって調査方法が異なりますが、オーストリアのグラーツ技術大学では同じ研究チームが調査を行ない、一九九四年から二〇〇八年までの一四年間で発症率が二%から三・五%に増えたと報告しています。

ドイツ、イギリス、オーストリアでの最近の調査では有病率は九%、台湾は一三・三%、日本は三~五・七%程度と報告されています。台湾では、症状の重症度による推計も行なっており、「とくに重症」が一・三%、「重症」が三・二%、「中程度」七・五%、「軽度」が一・二%です。日本にも症状が重くて外出することもままならず、照明器具も使えず、ロウソクで暮らしている人もいますが、症状が軽い人や回復した人の中には、職場からＷｉ－Ｆｉなどの電磁波発生源をとり除いてもらってフルタイムで働いている人もいます。

電磁波過敏症の症状は、携帯電話基地局周辺で報告された症状と非常によく似ており、電磁波に被曝すると症状が発生しますが、電磁波のない環境では症状が起きず、快適に暮らせます。花粉症患者は花粉がない時期は、くしゃみや鼻水、目のかゆみなどに悩まされないように、電磁波過敏症患者にとっては、電磁波の有無が問題になるのです。

世界保健機関（ＷＨＯ）の国際電磁場プロジェクトは、「電磁波被曝と症状の因果関係を証明する証拠は、現時点では存在しない」とする文書を二〇〇五年に発表しました。これは、あくまでも二〇〇五年時点の結論なのですが、総務省はいまだにこの古い文書を持ち出し、同省が定めた電波防護指針値以下なら安全だと説明しています。

しかし、前述したように、人工的な電磁波は自然光とちがって、細胞膜のイオンチャネルに作用し、さまざまな有害な影響を起こすことが分かってきました。

さらに、アメリカのUCLA大学のグンナー・ヘウザー博士らは、電磁波過敏症の診断に機能的磁気共鳴画像（f‐MRI）が役立つ可能性を示しています。f‐MRIは安静時の自発的な脳の活動を調べることができ、電磁波過敏症患者一〇人のf‐MRIを測定したところ、全員に同様の異常が見つかりました（図３‐３）。

図3-3　ヘウザー博士らが報告した電磁波過敏症患者のf-MRI
白く見える部分は、脳の活動が過剰に活発になっていることを示す。

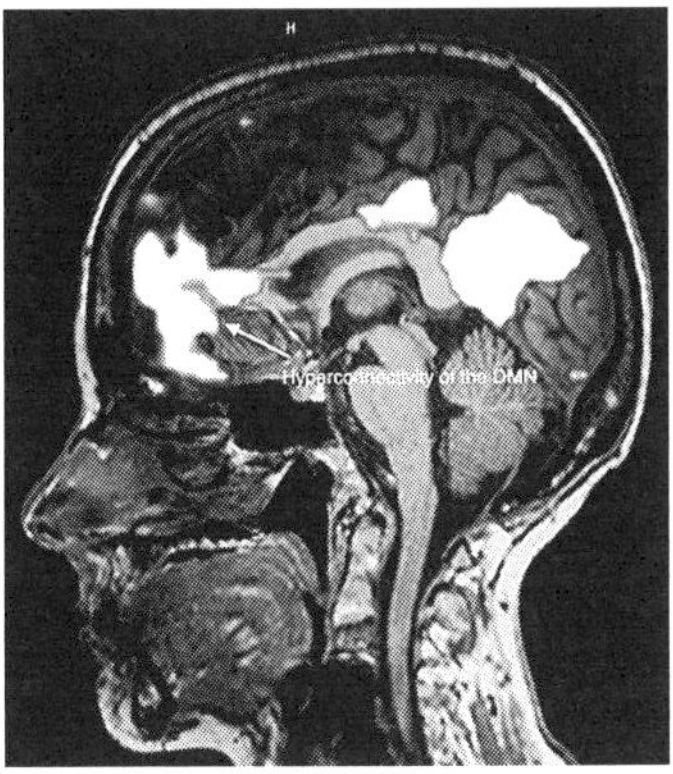

出典：Heuser G.& Heuser S. A. Rev Environ Health.2017.32（3）:291-299

ヘウザー博士らは、かつて癲癇患者は悪魔に取り憑かれたと考えられていたのに、脳波図によって身体的な病気であることがわかったことに触れ、「f‐MRIが電磁波過敏症で脳波図の役割を果たすことを望む」と述べています。

５Gによって被曝量が増えることが予想されていますが、電磁波過敏症患者も劇的に増えると考えられています。

電磁波過敏症患者が増え続ければ、電磁波のある環境では働いたり、勉強したり、生活することが困難になります。退職に追い込まれる人が増えて社会保障費が増大する可能性も指摘されています。

4 医師会の診断・治療ガイドライン

二〇一二年に、オーストリア医師会は、症状が電磁波と関連するかどうかを識別する診断治療ガイドラインを発表しました。電磁波過敏症など電磁波に関する健康相談は年々増え続けているので、現場の医師が明確な指針を必要としていたからです。

同医師会は、診断に役立つ検査項目を示し、独自の電磁波被曝指針値を発表しました（表3-2）。日本では、周波数一・八GHzの電磁波が発生している環境では、一〇〇〇μW／cm²以下なら大丈夫だとしていますが、オーストリア医師会は最新の科学研究に基づいて指針値を定め、正常範囲は〇・〇〇〇一μW／cm²以下としており、日本より一〇〇〇万分の一も厳しい値を正常とし、〇・一μW／cm²以上は「正常よりはるかに高い」としています。

しかし、私たちは携帯電話基地局やWi-Fiなどから発生する電磁波に囲まれており、住宅地や学校周辺など、生活環境の多くが「正常よりはるかに高い」レベルにあります。

例えば、スウェーデンのオレブロ大学のレナート・ハーデル博士らが、ストックホルム旧市街

表3-2　オーストリア医師会のガイドライン

1日に4時間以上過ごす場所では無線周波数電磁波0.0001μW/cm²以下、低周波磁場で0.2mG以下を正常範囲内とした。

評価	無線周波数電力密度	超低周波磁場
正常より遥かに高い	≧0.1μW/cm²	≧4mG
正常より高い	0.001-0.1μW/cm²	1-4mG
正常よりやや高い	0.0001-0.001μW/cm²	0.2-1mG
正常範囲内	≦0.0001μW/cm²	0.2mG

の広場で無線周波数電磁波を測定すると、三五・七μW／cm²ありました。筆者も簡易測定器で主要な駅や空港で無線周波数電磁波を測ってきましたが、二八μW／cm²を示す駅もありました（エレクトロスモッグメーター使用、測定範囲五〇MHz～三・五GHz）。

また、オーストリア医師会は、電磁波による健康問題が発生しているかどうかを調べるための患者問診票を開発しています。その中では電磁波過敏症に関する症状と、発生頻度、電磁波被曝との関連性を医師が患者に確認できるようになっています。

主な症状として、睡眠障害、疲労感、落ち着かない、動悸、血圧の問題、関節痛と筋肉痛、頭痛、うつ、集中困難、物忘れ、不安、尿意切迫、めまい、耳鳴り、頭や耳の中での圧迫感などをあげています。さらに電磁波被曝状況によって症状が変わるかどうかを確認するために、家庭や職場での携帯電話、コードレス電話、Ｗｉ‐Ｆｉ、小型蛍光灯やＬＥＤなどの省エネ照明器具、ブルートゥース機器（近距離無線通信）を、いつから使い始め、一日にどのくらい使っているかどうか、症状との関連性に気づいているかどうかを確認するよう求めています。

自宅や職場の近くに携帯電話や高圧送電線、変電所、鉄道線路があるかどうかと、いつから被曝し、一日にどのくらい被曝しているかも尋ねています。なお、問診票とガイドライン全文は、筆者が主催する患者会「いのち環境ネットワーク」のホームページ（https://www.ehs-mcs-jp.com）からダウンロードできます。

また、患者の自宅や職場での実際の被曝量を把握するため、電磁波測定の訓練を受けた専門家に患者が測定を依頼して、測定結果を医師と共有するよう指示しました。オーストリアやドイツ、スイスなどには、バウビオロギー（建築生物学）という考え方があります。日本では、住宅の化学物質やダニ・カビ対策くらいしか行なわれていませんが、バウビオロギーでは健康で快適に暮らせる環境をつくるために、建物の電磁波や低周波音の測定・対策も実施しているので、電磁波を測定できる建築関係者がいます。

二〇一六年には、ヨーロッパ環境医学アカデミー（ＥＵＲＯＰＡＥＭ）が、さらに進んだ診断・治療ガイドラインを発表しました。オーストリア医師会と同様の問診票を使って患者の症状を把握することを勧め、検査項目を示しました。電磁波に関連する病気としてガン、アルツハイマー病、男性不妊、流産、注意欠陥多動障害（ＡＤＨＤ）があることを認め、電磁波過敏症とそれ以外の病気を分けて考えるよう求めました。

また具体的な電磁波対策を詳しく説明しています。例えば、携帯電話やスマートフォンの使用時間をできるだけ短くすることや、デジタル式コードレス電話の電源を抜いて従来の固定電話を使うこと、無線ＬＡＮではなく有線ＬＡＮを使うこと、ベッドや机を室内配線が通っている壁から三〇cm離すこと、金属の入っていないマットレスやベッドで眠ること、などです。具体的な電磁波対策は拙著『新　電磁波・化学物質過敏症対策』（緑風出版）で詳述しています。

5　携帯電話の長時間使用は危険

携帯電話を長時間使うと脳腫瘍のリスクが高くなることもわかっています。スウェーデン、オレブロ大学のレナート・ハーデル博士らは、九〇年代から携帯電話使用と脳腫瘍のリスクを研究し続けています。ハーデル博士らの研究結果は、国際がん研究機関（ＩＡＲＣ）が、無線周波数電磁波を「人に対して発ガン性の可能性がある」と分類した際にも、大きな影響を与えました。

ハーデル博士らによると、一〇年以上携帯電話を使うと、脳腫瘍を発症するリスクは二・九倍高くなり、コードレス電話を一〇年以上使うとリスクが三・八倍高くなりました。いつも同じ側の耳に携帯電話を当てることも、リスクを高めます。携帯電話を一〇年以上使うと、髄膜腫（脳腫瘍の中で最も多いタイプ）を発症するリスクは一・六倍ですが、いつも同じ側の耳に当てる場合はリスクが三倍になりました。

イタリアでは、仕事のために携帯電話を一二年使って脳腫瘍になったという会社員の訴えをイタリア最高裁判所が認め、労働者のための保険団体に対して保証金を払うよう命じる判決も出ています。

6　動物実験で示された発ガン性

ハーデル博士が携帯電話の使用と発ガン率を調査しているように、端末から発生する電磁波でも脳腫瘍が増えることが問題になっています。米国立環境衛生科学研究所（NIH）は、携帯電話電磁波の影響を調べるために、国家毒性プログラム（NTP）として、研究費三〇〇〇万ドル（約三三億円）を投じ、完了までに一〇年以上の歳月をかけた世界最大規模の動物実験を行ないました。この研究は、第2世代携帯電話（2G）と第3世代携帯電話（3G）の携帯電話から発生する電磁波に、マウスとラットを全身被曝させて発がん性を調べるもので、二〇一六年に結果が報告されました。

携帯電話端末からの電磁波を規制するために、組織に吸収されるエネルギーの量「比吸収率（SAR）」が用いられていますが、アメリカの連邦通信委員会（FCC）では、頭部で一・六W／kg、四肢（耳介を含む）で四W／kg、全身で〇・〇八W／kgとしています。ちなみに日本の電波防護指針では周波数六GHz以下について、頭部で二W／kg、四肢で四W／kg、全身で〇・〇八W／kg以下になるよう求めています。

この実験では全身SARで一W／kg、三W／kg、六W／kgの電磁波に、胎児の頃から毎日九時間被曝させました。

　その結果、オスのラットの心臓で悪性の腫瘍が有意に増え、脳と副腎でも腫瘍が発生することが確認されました。ただし、メスのラットとマウス（オスとメス）では、被曝影響は、はっきりしませんでした。

　研究チームは、「これらの結果は、無線周波数電磁波の発ガン性に関する国際がん研究機関（ＩＡＲＣ）の結論を支持するようだ」と結論づけています。

　ＮＴＰは追跡調査として二〇一九年に論文を発表し、ラットとマウスの脳、肝臓、血液細胞のＤＮＡ損傷を調べ、無線周波数電磁波への被曝とＤＮＡ損傷の増加に有意な関連性があると報告しました。

７　携帯電話の安全検査の問題点

　携帯電話から発生する電磁波が、各国の定めたＳＡＲ値以下かどうかを調べるために、各国のメーカーは頭部モデル「ＳＡＭ」を使って検査を行なっています。ＳＡＭは、アメリカ陸軍のなかでも体格が良い、身長一八〇センチメートル、体重一〇〇キログラムの男性の頭部をモデルにしています。このような体格の男性は陸軍の新兵の一〇％、一般のアメリカ人男性では三％しかいません。

そのため、アメリカのオム・P・ガンディ博士らは、体が小さいと、吸収されるエネルギーは増えるので、人口の九七％は規制値を上回るエネルギーにさらされていると警告しています。

一〇歳の子どもの頭に吸収されるエネルギー量をコンピューターでシミュレートしたところ、大人より一五三％高くなった、とガンディ博士は報告しています。

現在の検査では、SAMのサイズに合わせたプラスチックの型枠の中に液体を入れて測定しています。この液体は頭部にある四〇種類の組織の平均的な誘電率に合わせていますが、ガンディ博士は、電気的な特性は組織や器官、年齢によって大きく異なり、子どもの脳と視床下部は大人の三倍、骨髄は一〇倍多く吸収する、といいます。

さらに、現在の検査方法にも問題があるとガンディ博士は指摘します。多くのメーカーは、耳から一五ミリメートル離れた場所でのSARを測定し、「基準値以下だ」と報告し、製品ラベルやホームページに記載しています。消費者もこれらの値を見て製品を選ぶのですが、実際には耳に直接当てて使うため、〇ミリメートルでのSARを測るべきだ、とガンディ博士は考えています。

フランス国家周波数庁（ANFR）が、携帯電話四五〇機種を測定し、メーカーが推奨する距離と、〇ミリメートルと五ミリメートルで測定したところ、ICNIRPの指針値（頭部で二W／kg）よりも、一・六〜三・七倍高いことがわかりました（表3‐3）。〇ミリメートルでは七W／kgを越える製品もあったのです。

表3-3　ANFRが測定したSAR値

メーカー	製品	推奨された距離でのＳＡＲ	ＳＡＲ (5mm)	ＳＡＲ (0mm)
ポラロイド	PRO881 A	1.05 (15mm)	3.63	7.42
HTC	ONE SV	0.366 (15mm)	2.256	7.183
ブラックベリー	Z10	0.934 (15mm)	3.18	6.8
モトローラー	MOTOLUXE	0.254 (25mm)	2.96	5.86
オレンジ	NEVA80 (ZTE BLADE V770)	1.39 (15mm)	3.62	5.79
ファーウェイ	P9 (EVA-L09)	1.32 (15mm)	3.18	5.6
モトローラー	RAZR I	0.507 (25mm)	2.27	5.51
ソニー	XPERIA S CITIZY LT261	0.748 (15mm)	2.253	5.45
APPLE	iPhone5	0.825 (10mm)	1.453	5.321
サムスン	GALAXY S 5 SM-G900 F	0.545 (15mm)	1.55	3.55
ECHO	NOTE	1.35 (5mm)	1.35	4.15
APPLE	iPhone 5C	1.11 (5mm)	1.11	3.11
サムスン	GALAXY J7 (SM-J710FN)	1.29 (5mm)	1.29	3.56

出典: Om P Gandhi. IEEE Access.vol.7 (2019)

　しかも、アメリカのＦＣＣのＳＡＲ値は、ＩＣＮＩＲＰよりも高くなります。ＩＣＮＩＲＰは立方体の組織一〇グラムあたりの吸収量ですが、ＦＣＣは組織一グラムなので、ＩＣＮＩＲＰの二・五〜三倍高くなる、とガンディ博士はいいます。また、ＦＣＣの検査の際は、耳介《じかい》の代わりに、専用のプラスチックの小片を入れていますが、このプラスチックが電磁波の吸収量を二〜四倍過小評価することにつながると言います。

　子どもと女性は男性よりも耳介と頭蓋骨が薄く、端末のアンテナが脳に近いところで電磁波を照射するので、ガンディ博士は子どもを含む大多数の使用者に対応した検査を行なうよう提言しています。

　ユーザーの使用実態に即した検査方法

表3-4　改定された電波防護指針の比吸収率（SAR）と入射電力密度

周波数	要件	指針値	適用除外となる電力のしきい値*
100㎑～ 6㎓	ＳＡＲ	組織10gあたり 頭部で2W/kg 四肢で4W/kg 全身で0.08Wkg	20mW
6㎓超～ 30㎓	入射電力密度	体表面（両手を除く） 4㎠あたり2mW/㎠	8mW
30㎓超～ 300㎓		体表面（両手を除く） 1㎠あたり2mW/㎠	2mw

*「照射される電力が閾（しきい）値よりも小さい場合は、人体には吸収されない」として、規制値の適用除外になる。

出典：総務省「電波利用ホームページ」より

図3-4　比吸収率（ＳＡＲ）と入射電力密度

日本の場合、比吸収率は、立方体の組織10gに吸収される電力の大きさのこと。入射電力密度は、平面（面積4㎠）を通過する電力の大きさのこと。

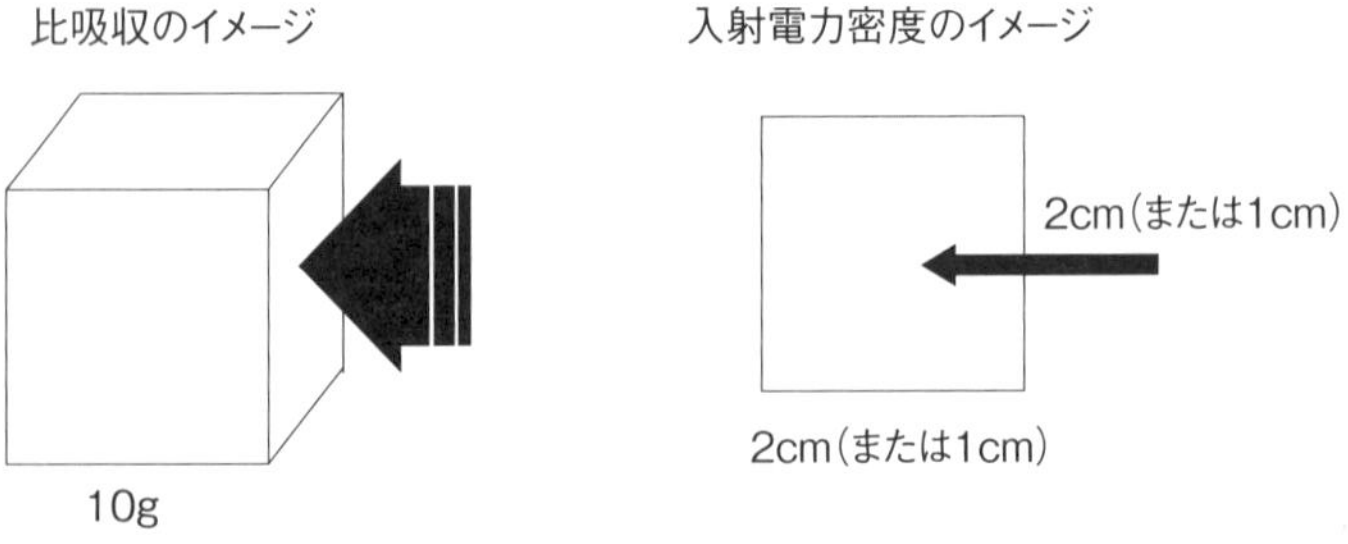

出典：総務省「電波利用ホームページ」より

を求めるとともに、携帯電話を耳に当てて使わないよう、ハンドセットを利用したほうがいいでしょう。

なお、総務省は二〇一九年に電波防護指針を改定し、周波数六GHz以上の電磁波について、入射電力密度（一定の面積を通過する電力）を体表面で四㎠あたり二mW以下としました（表３‐４、図３‐４）。ただし、体表面といっても両手は除外されているので、スマートフォンを持つ手は二mWを超える可能性があります。５Gが始まった地域では「スマホの通信速度は早くなったが、手にピリピリとした電気的刺激を感じる」という人もいます。

図3-5　若者に多いことが確認された後頭部の突起

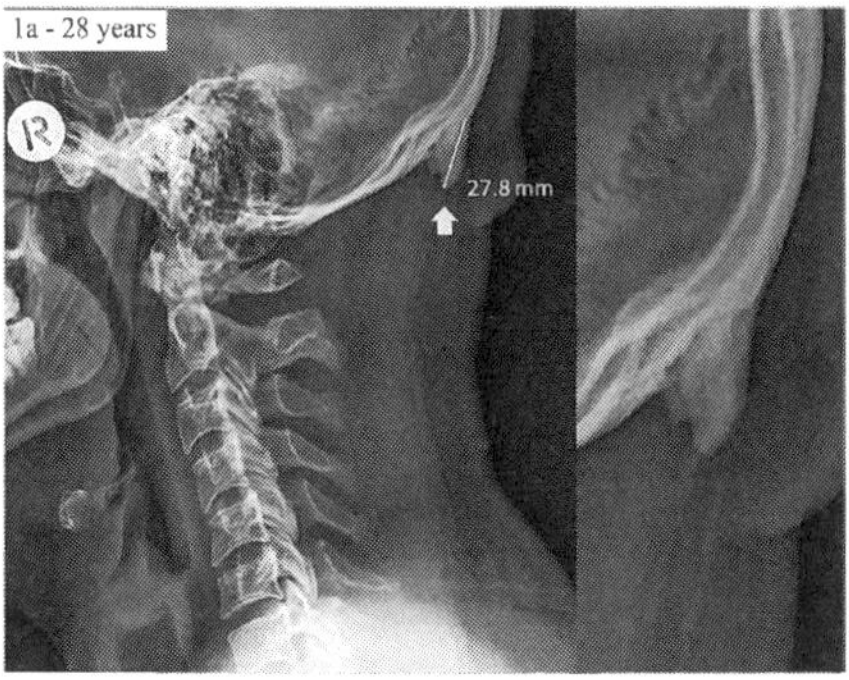

出典：Shahar D.& Sayers M.G. Scientific Reports（2018）8:3354

8　スマホで後頭部に骨の異常が発生

オーストラリア、サンシャインコースト大学のデビッド・シャハール博士らは、一二〇〇人（一八～八六歳）のレントゲン写真を解析し、後頭部に角状の突起が発達している若者が多いと報告しています（図３‐５）。調査対象者の三三％に突

スマートメーターのリスク

総務省の資料を見ると、5Gは、スマートメーターの利用も検討されています。スマートメーターは電力使用量を電力会社に送信することで、電力需要を把握し、適切な量を発電することで省エネにつながる、とされています。

しかし、周波数900MHz帯の電磁波で、電力使用量を送信するので、国内外で健康被害が発生しています。オーストラリア、ヴィクトリア州で行なわれた調査では、スマートメーター設置後、頭痛や睡眠障害を訴える人が増えました。体調不良を起こした人のうち、もともと電磁波過敏症だったのはわずか9%でした。現在健康な人でも、スマートメーター設置後、電磁波過敏症や携帯電話基地局周辺で見られるような症状を起こすようになったのです。

海外にはスマートメーターの設置を一時停止する自治体もあります。家庭に設置されたスマートメーターから５Ｇ電磁波が照射されるようになれば、さらに被害が拡大する恐れがあります。

電力会社に相談して、スマートメーターからアナログメーターへ戻してもらった例もあります。スマートメーターについては第8章でも触れています。

起があり、男性の突起は平均で二八㎜、女性は二四㎜でした。この突起は男性に多く、女性の五・四八倍でした。年齢が上がるほど突起は小さくなる傾向がありました。スマートフォンやタブレットでのゲームやビデオの視聴に長時間費やすからではないか、と推測されています。

スマートフォンの画面を見るために頭を前方に傾けると、靭帯と腱に負担がかかり、このような骨の成長が起きると考えられています。

シャハール博士らは、若者に将来、筋肉や骨格に関する症状が起きる可能性があると懸念しています。

スマホの画面を見ながら俯いて歩く「歩きスマホ」が問題になっていますが、他の歩行者とぶつかったり、転倒する可能性だけでなく、自分の健康を傷つける可能性もあります。
ヨーロッパ環境医学アカデミー（ＥＵＲＯＰＡＥＭ）は、被曝量を減らすために、携帯電話やスマホを身につけないこと、できるだけ機内モードにしておくこと、スマートフォンをセッティングする際、モバイル・データ、Ｗｉ‐Ｆｉ（無線ＬＡＮの規格）、Bluetooth（ブルートゥース、二・四GHzを使った近距離無線通信）、ニア・フィールド・コミュニケーション（ＮＦＣ、一三・五六MHzを使った近距離無線通信）を停止することなどを勧めています。

参考文献

Bioinitiative Working Group.A Rationale for Biologically-based Exposure Standards for Low-Intensity Electromagnetic Radiation（2012）
Otitoloju et al. Bell Environ Contam Toxicol（2010）84:51-54
Pall M.L."5G risk: the scientific perspective"（2019）
Belyaev I., et al. Rev Environ Health（2016）31（3）363-397
Shahar D.& Sayers M.G. Scientific Reports（2018）8:3354

第4章　これまでに携帯電話基地局周辺で起きたこと

1　携帯電話基地局周辺の疫学調査

第5世代移動通信システム（5G）は、今までよりも被曝量が増えるため、スイスはモラトリアム（一時停止）を各自治体に要請し、各国で反対運動も起きています。5Gは今までと違う通信方式を使い、スモールセルでは近距離から被曝することになり、海外では「安全に歩けなくなる」として通行権の侵害も問題になっています。

海外で一時停止を求める声が高いのは、従来の携帯電話基地局周辺で健康被害が発生し、裁判が起きたり、社会問題になってきたせいかもしれません。5Gよりも周波数が低く、エネルギーが弱い電磁波によって、これまでにどのような問題が起きたのでしょうか。

携帯電話基地局から発生する無線周波数電磁波の強さは、携帯電話端末から発生する電磁波の一〇〇分の一程度で、はるかに弱いのですが、被曝量は強さ×時間で決まりますから、弱い電磁波でも、被曝時間が長いと被曝量が増えます。携帯電話基地局からは、環境因子の影響を受けやすい子どもや胎児を含め、全ての人が二四時間被曝することになります。

そのため、携帯電話基地局周辺では、頭痛や睡眠障害、めまいや吐き気、耳鳴りなど、さまざまな症状が二〇〇一年以降、各国で報告されてきました。

最初に報告したのは、フランスのサンティーニ博士で、携帯電話基地局から三〇〇m以内の住民は、三〇〇ｍ以上離れた場所に住む人や被曝していない人よりも、不眠などの症状を訴える率が高いと報告しました。主な症状は、吐き気、食欲不振、視覚障害、いらいら、うつ傾向、集中困難、めまい、記憶障害、性欲低下、頭痛、睡眠障害、皮膚症状、疲労感、不快感などです。

また、女性は男性よりも症状を訴える率が高く、頭痛は三・一倍、吐き気は五・九倍、食欲不振は三・六倍、うつ傾向は二・七倍でした。

エジプトでは、アブデル＝ラッソウル博士らが、携帯電話基地局のあるビルと向かいのビルで働く八五人と、約二㎞離れた場所で働く八〇人を対象に、健康状態を調査しました。基地局周辺の人たちは、めまいが四・四倍、うつが二・八倍、睡眠障害と頭痛が各々二・七倍多くなりました。

イスラエルのウルフ博士は、ネタンヤ市の基地局から三五〇ｍ以内に三〜七年住んでいる六二二人を対象に調査し、発ガン率が全市平均より三・五倍高い、と報告しています。とくに、女性の発ガン率は一〇・五倍と、非常に高くなりました。

ドイツのブッフナー博士らは、バイエルン州の村で、新たに設置された携帯電話基地局が稼働した直後から一年半にわたって、住民（二一〜六八歳）の尿を採取し、ホルモン分泌の変化を調べました。外的ストレスへ対抗するために発生するアドレナリンとノルアドレナリンは、稼働から六カ月間は大幅に上昇した後、減少し始め、研究が終わる一年半後まで減少し続けました。

図4-1　フェニルエチルアミンの変化

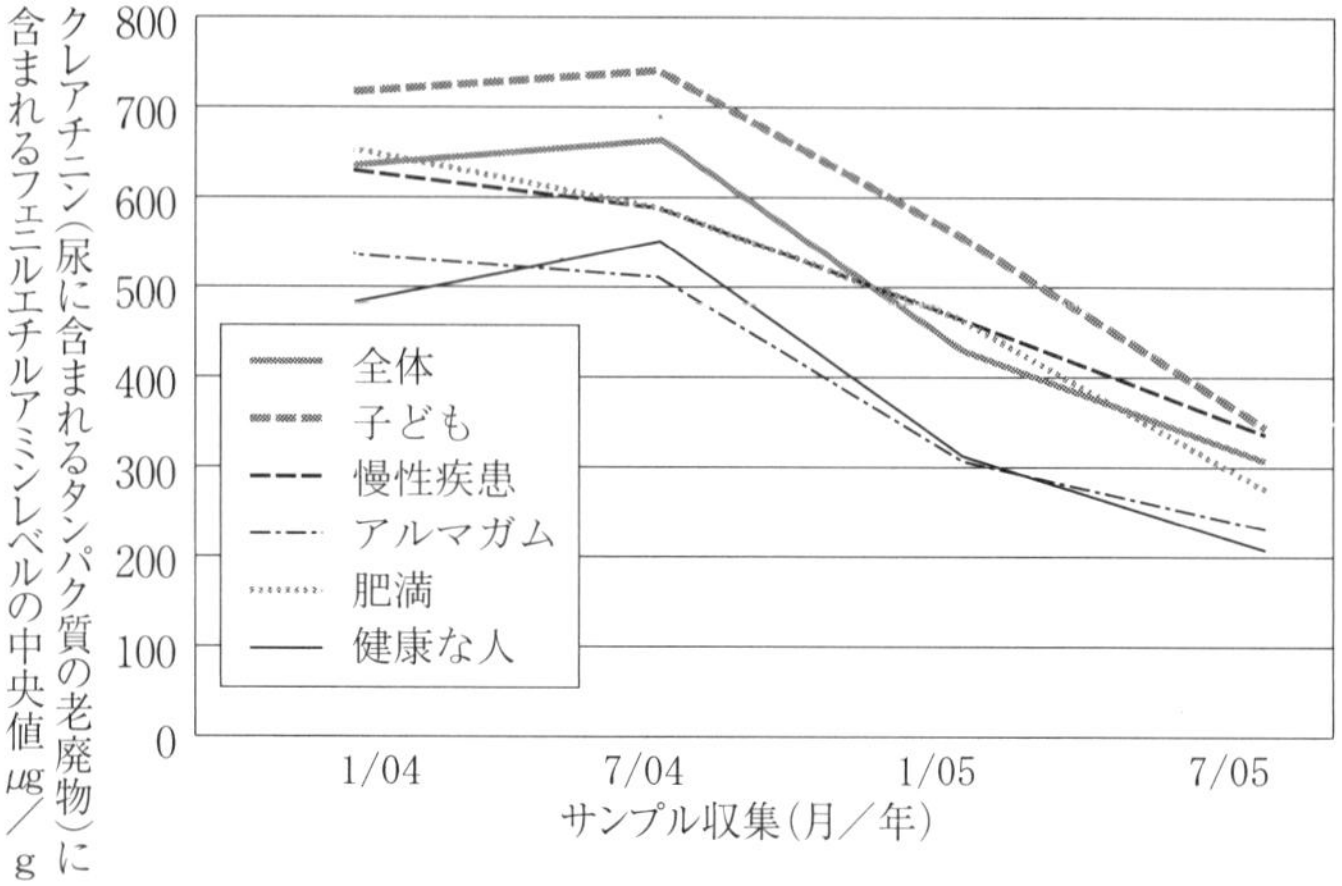

出典：Buchner & Eger. Umwelt-Medizin-Gesellschaft 24（1）: 44-57.2011

これらのホルモンの前駆物質であるドーパミンも大幅に減少し、これらのホルモンを調整するフェニルエチルアミンは研究期間中、減少し続けました（図4－1）。住民の家の前で測った電力密度は、〇・〇〇六～〇・〇一μW／㎠でしたが、被曝量が多いほどホルモンの変化も大きくなりました。電磁波という外的ストレスに対抗するために、アドレナリンやノルアドレナリンの分泌が増え、それらの元になるフェニルエチルアミンの量も変化したと考えられています。

フェニルエチルアミンは、注意欠陥多動障害（ＡＤＨＤ）やうつ病とも関わるホルモンで、ＡＤＨＤやうつ病の人は、フェニルエチルアミンのレベルが非常に低いこともわかっています。ＡＤＨＤなどの発達障害の増加と無線周波数電磁波の関連性に注目し、学校には有線LANを設置するよう求める研究者や国・自治体もあります。

イランでは、サハーバジ＝ガーロウェイ博士らは、イスファハン市の携帯電話基地局周辺に一年以上住む男女二五〇人を対象に、二〇一二年に健康状態を調査しました。基地局から三〇〇m以内に住む住民は、吐き気、めまい、怒りっぽさ、神経過敏、うつ、睡眠障害、記憶障害、性欲低下が、三〇〇m以上離れている住民よりも有意に多くなりました。「携帯電話基地局は、近隣住民の被害を最小限にするために、住宅から三〇〇m以内に設置されるべきではない」と結論づけています。

日本でも疫学調査は行なわれています。医師の新城哲治さんは、沖縄県のマンションで基地局が稼働中と撤去後に、住民の健康状態がどのように変化するかを調べました。二〇〇八年にこのマンションの屋上にKDDI基地局が設置されていましたが、住民の五八％が体調不良を抱え、倦怠感や耳鳴り、頭痛、不眠など一七〇例もの症例が確認されました。基地局が撤去された三カ月後に再度、調査をすると症例は二二例に減少していました。

九州大学を中心とした研究チームは、九州の七つの幼稚園・保育園で、子ども達の健康調査をしました。携帯電話基地局から三〇〇m以内に住んでいる子どもは、三〇〇m以上離れた場所に住んでいる子どもよりも、ふらつきや胸が苦しいと訴える率が有意に高くなり、「夜中に目を覚ます」は三・〇倍、「肩などを痛がる」は六・二倍高くなりました。

携帯電話基地局周辺の疫学調査は、ポーランド、ドイツ、オーストリア、スペインなど世界各国で行なわれ、頭痛や睡眠障害、耳鳴りなど同様の症状が報告されてきました。5Gでは今までよりも高い周波数帯を利用するので、基地局の数も増えます。六GHz以下の低い帯域の5Gは、ビームフォーミングをしていませんが、大きく変調されているので、今までの3Gや4Gよりも、指摘もあります。さらに、数年後にはミリ波も使う計画です。今まで以上に健康被害が起きる可能性はないのでしょうか。

2　日本の基地局裁判

日本では一九九〇年代後半から、携帯電話基地局の停止・移転・撤去などを求める裁判が、九州（NTTドコモ六件、九州セルラー［現・KDDI］二件）、兵庫県（NTTドコモ一件）、北海道（ボーダフォン［現・ソフトバンク］二件）などで起きています。

周辺住民へ十分に説明せず、住民が要望しても住民説明会を開かなかったり、説明会を開催しても一方的に打ち切るなど、強引に設置を強行したために、裁判になっています。

総務省は、事業者に住民への周知を呼びかけていますが、明確な指針や罰則がないので、基地局周辺の住宅数件にチラシを投げ込んだだけで了承を得たとして着工に踏み切ったり、住民が要望しても住民説明会を開かないまま着工するなど、地域住民の意向を無視した対応を取るケースも少なくありません。

３　ドコモ基地局の撤去に成功

住民の反対を押し切って基地局を建設し、健康被害が発生したため、基地局が撤去されたケースもあります。

兵庫県川西《かわにし》市では、ＮＴＴドコモが、住宅地の中にあるバス会社の敷地に基地局を設置してから、周辺で健康被害が多発しました。バス会社は、最寄りの住民二三軒の合意を得たら設置してよい、とドコモに伝えていましたが、ドコモは四軒から同意を得ただけで、「おおむねの合意が取れた」とバス会社に報告。バス会社は自治会の了承を得たと判断して、二〇〇四年にドコモと土地の賃借契約を結びました。

ドコモは翌二〇〇五年二月に着工しましたが、翌三月、仙台市のドコモ基地局周辺で健康被害が発生しているという記事が新聞に掲載されました。

健康被害を恐れた住民は、ドコモに対して住民説明会の開催を要求しましたが、説明会が開催されないまま一二月に稼働しました。

基地局稼働後、自治会がアンケート調査を行なうと、アンケートに回答した一五七人中、四三人（二七％）が体調不良を訴えました。主な症状は、頭痛、耳鳴り、不眠、吐き気、食欲不振、めまい、うつ・不安感などです。また、テレビ画面にノイズが走ったり、テレビやラジオのスイッチが勝手に入ったり消えたりするなどの電波障害も発生していることがわかりました。

住民ら四〇人は「電磁波公害をなくす会」を結成して、基地局の設置を規制する条例を制定するよう市議会に請願するほか、ドコモ基地局の稼働停止と地権者であるバス会社との契約解除と慰謝料を求めて、ドコモとバス会社を相手取り、大阪簡易裁判所に調停を申し立てました。バス会社はドコモとの契約解除を希望し、撤去することが決定しました。

4 大規模な健康被害が発生

宮崎県延岡市では、ＫＤＤＩが住宅地のマンション屋上に基地局を設置しました。二〇〇六年に稼働した後、大規模な健康被害が発生したので、二〇〇九年に基地局周辺に住む住民三〇人が、撤去を求めて宮崎地方裁判所延岡支部に提訴しました。

住民のなかには、東京の専門病院で電磁波過敏症と診断された人も三名おり、基地局から三〇〇ｍ以内に体調不良を訴える住民が一六二人いることも、明らかになりました（図４‐２）。主な症状は、耳鳴り、肩こり、頭痛、睡眠障害、目のかすみ、めまい、ふらつき、集中力・思考力の低下などで、各国の疫学調査の結果とも一致しています。

しかし、裁判所は、基地局稼働後に健康被害が多発していることは認めたものの、それらの症

図4-2　宮崎県延岡市ＫＤＤＩ基地局周辺で確認された健康被害

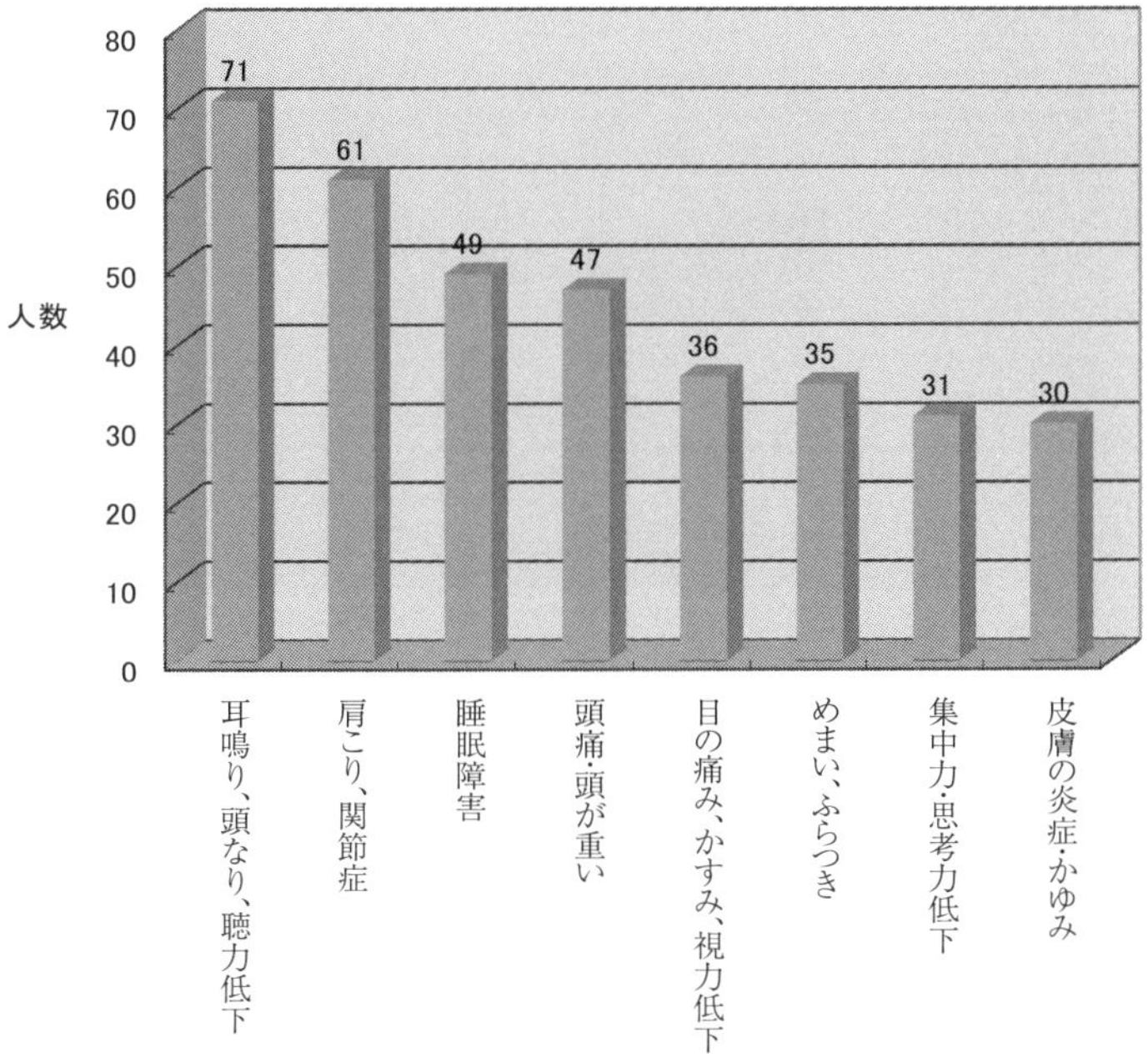

状と電磁波被曝との関連性は認めませんでした。控訴審でも住民の訴えは棄却されました。

5　契約更新せずに撤去に成功

北海道札幌市でも、基地局設置後に周辺で健康被害が発生し、裁判になっています。住宅地の四階建のマンション屋上に、二〇〇四年にボーダフォン（現・ソフトバンク）が携帯電話基地局を設置してから、周辺で動悸、不眠、目の痛み、頭痛などの体調不良を訴える住民が現れました（写真４‐１）。

地域住民は「柏丘緑台携帯電話基地局を考える会」を結成し、基地局の撤去を求める署名を集め、このマンションの管理組合に提出。管理組合は基地局の契約解除を決めましたが、ソフトバンクとの契約期間は一〇年間と長く、管理組合の側からは解除できない一方的な内容でした。

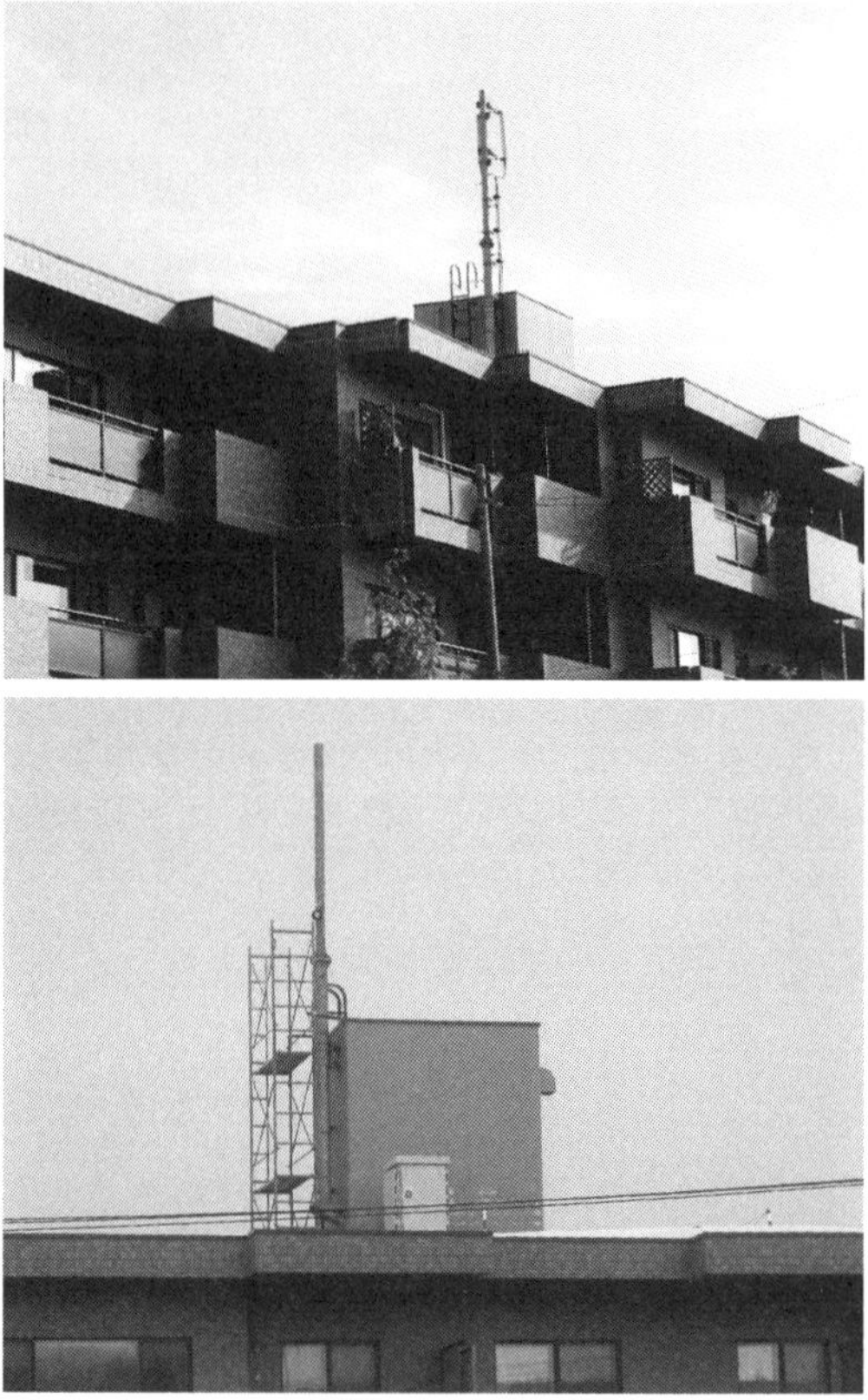

写真4-1　マンションに設置されたソフトバンク基地局。マンション屋上に設置された基地局（写真上）は、2014年に撤去された（写真下）

管理組合は、地域住民と問題が発生した際にソフトバンクは何もせず、住民との交渉の矢面に立たされ、同社との信頼関係が失われたとして、二〇〇七年に基地局の賃借契約の無効と解除を求めて札幌地裁に提訴しました。民法六〇二条では、建物の契約賃貸借は三年と定められており、そもそも一〇年の契約は無効だったと主張しましたが、地裁は同法の適用外と判断したため敗訴。高裁でも敗訴し、最高裁へ上告したものの受理されず、二〇一一年に敗訴が確定しました。

しかし管理組合は、一〇年間の契約期間終了後に契約を更新せず、二〇一四年に基地局を撤去することができました。

6　健康不安による地価下落の可能性

札幌地方裁判所では、携帯電話基地局を設置したことで、地価が下落する可能性に言及する判決を下しています。

二〇〇五年、札幌市定山渓のリゾートマンションにボーダフォン（現・ソフトバンク）基地局を設置する計画が持ち上がりました。管理組合の臨時総会で賛成多数で設置が承認されましたが、後に、票の数え方に問題があったことや、電磁波のリスクを知っていれば反対したという区分所有者が現れ、通常総会でもう一度話し合ったところ、契約の白紙撤回が議決されました。管理組合が契約の撤回を事業者と交渉している最中に、ソフトバンクは突然、工事妨害禁止で管理組合を札幌地方裁判所に訴えました。

札幌地裁は、電磁波による健康被害を懸念する人がいるのは明らかで建物の市場価格に影響を与える可能性も否定できないこと、この地域に同社の基地局はすでに整備されているのに管理組合の反対を押し切って強引に設置しようとしたこと、電磁波の有害性について説明責任を果たしていないことを指摘し、契約は無効だと判断しました。

その後、ソフトバンクは控訴し、札幌高裁は同社に賃借権があることを認め、一審判決を取り消しました。しかし、市場価格の下落と説明責任に言及した判決が一審で出たことは、大きな反響を呼びました。近所に基地局が建った後、体調を崩したので家を売ろうとしても、不動産会社に「基地局周辺の家は買い手がつかない」と断られたという声も各地から寄せられています。

7　5G基地局で被害は拡大する？

携帯電話事業者によると、5Gでは広い範囲をカバーするマクロセルだけでも二倍以上に増やす必要があるそうです。さらに、楽天モバイルなど、新たに参入した事業者もおり、各事業者は、基地局の設置を急ピッチで進め、設置に反対する住民との間でトラブルが各地で増えています。

日本弁護士連合会は、二〇一二年に、携帯電話基地局周辺のトラブルや電磁波による健康被害を減らすため、国内外の事例や研究、海外の対策などを調査・検証した「電磁波問題に関する意見書」をまとめ、総務大臣、環境大臣、経済産業大臣、厚生労働大臣に提出しています（全文はhttps://www.nichibenren.or.jp/library/ja/opinion/report/data/2012/opinion_120913_4.pdfからダウンロードできる）。

日本弁護士連合会は、企業から独立した中立・公平な組織を設立して新たな規制値を確立することや、電磁波の影響を受けやすい子どもや病人のいる施設周辺をセンシティブエリアとし、より厳しい規制を設けることを求めています。日本でも、諸外国のようにセンシティブエリア規制を導入し、影響を受けやすい敏感な人たちを守る必要があります。

意見書では、携帯電話基地局や高圧送電線周辺での健康被害の実態調査や、携帯電話使用と健康被害の調査、電磁波に職業被曝する人の調査を行なうことを求め、電磁波過敏症発症者のために「人権保障の観点から、公共の施設及び公共交通機関にはオフエリアを作る等の対策を検討するべき」と指摘しました。

また、携帯電話基地局を新設する場合、地域住民と協議する制度を設けること、基地局などの電波発生源の情報公開制度を設けることも求めました。

イギリス、フランス、ドイツ、スイスなどでは、携帯電話基地局の位置情報をインターネットで検索できるよう、政府機関が専用のホームページを解説しています。しかし、日本では「企業の営利に関わる」「テロの標的になる」などの理由で総務省は公開していません。

イギリスやフランス、ドイツなどでは度々、一般市民を標的にしたテロ事件が起きていますが、基地局の位置情報を公開し続けています。「知る権利」を守ることが重視されているからでしょう。ただし、欧州連合（EU）でも、5Gを導入するために「知る権利」が奪われるかもしれません。基地局の設置については、アメリカでは州政府や自治体の規制や条例を満たさなければ設置できず、EUでは基地局の許認可手続きに時間とコストがかかります。

しかし、二〇一九年にEUの経済・科学・生活の質政策課が発表した報告書では、すでにある法的規制を「克服」し、全加盟国でスモールセル基地局を導入するために、EU全体での合意形成が必要だと述べています。「中国とアジアは、政治構造と文化から国民の同意がなくても設置を強制できるという利点がある」と述べています。

「国民の同意がなくても設置を強制できる」政治構造や文化は、人権を軽視した恥ずべきものであり、決して「利点」とは言えません。この報告書では、5Gによる電磁波が人体にどのような健康影響をもたらすかわからないという点にも言及しているのに、今まで積み上げてきた情報公開や知る権利の確保、EUの政策の根幹である予防原則を手放そうというのは、異常です。ヨーロッパで5G反対運動が頻発しているのは、5Gを推進したいEUの部局に対する反発もあるのかもしれません。

第5章　動植物にも深刻な影響が

1　樹木の長期観察と電磁波測定を実施

携帯電話基地局から発生する電磁波が、植物に影響を与えるという報告もあります。例えば、ドイツは冷戦時代、西ドイツと東ドイツに分かれていましたが、その国境に広がる森には多数のレーダーが設置され、レーダーに被曝する樹木は枯れることがわかっていました。そして、携帯電話基地局が増えるとともに、樹木の異常が市街地や住宅地でも見られるようになっていったのです。

北アメリカでもポプラの減少が各地で報告され、無線周波数電磁波との関連性が指摘されています。

ドイツのコルネリア・ヴァルドマン＝セルサム博士らは、二〇〇六年から二〇一五年にかけて、ドイツ南部のバンベルク市とオーストリア中部のハルシュタット市で、樹木を長期間観察する研究を行ないました。この二つの町は隣接していて、携帯電話基地局が六五基建っています（図5-2）。

ちなみにヨーロッパ諸国では、携帯電話基地局の位置情報などを政府が公表しており、誰でもインターネットで簡単に検索できるようになっています。

研究チームは、樹木の状態を観察し、写真撮影して記録するほか、無線周波数電磁波を一四四

図5-1　周辺の環境によって被ばく量は大きく変わる

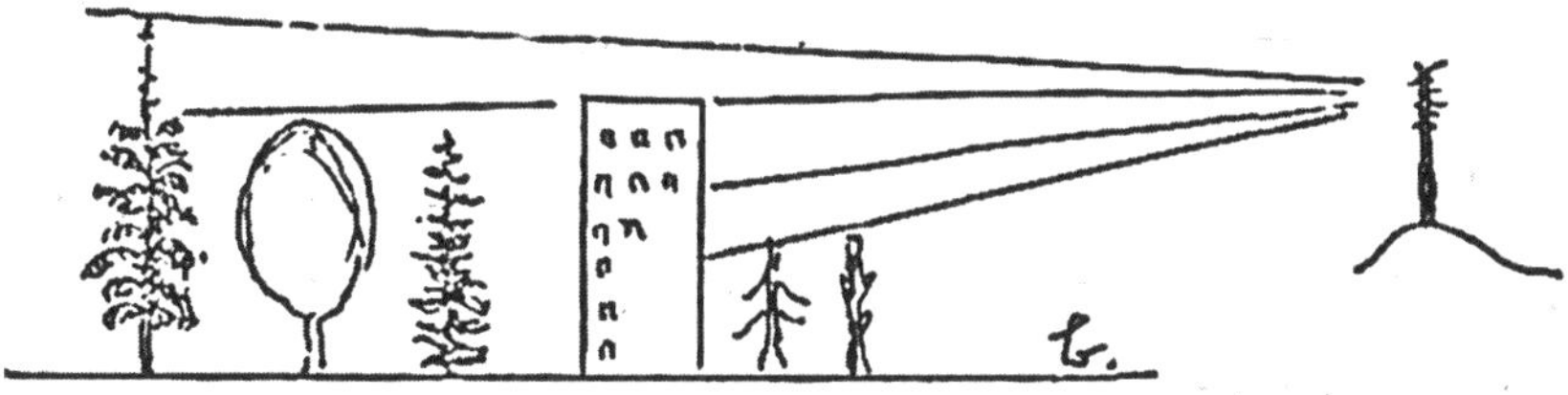

出典：Cornelia Waldmann-Selsam ら、Radiofrequency radiation injures trees around mobile phone. Science of Total Environment（2016）572:554-569

図5-2　調査対象地域と携帯電話基地局の位置

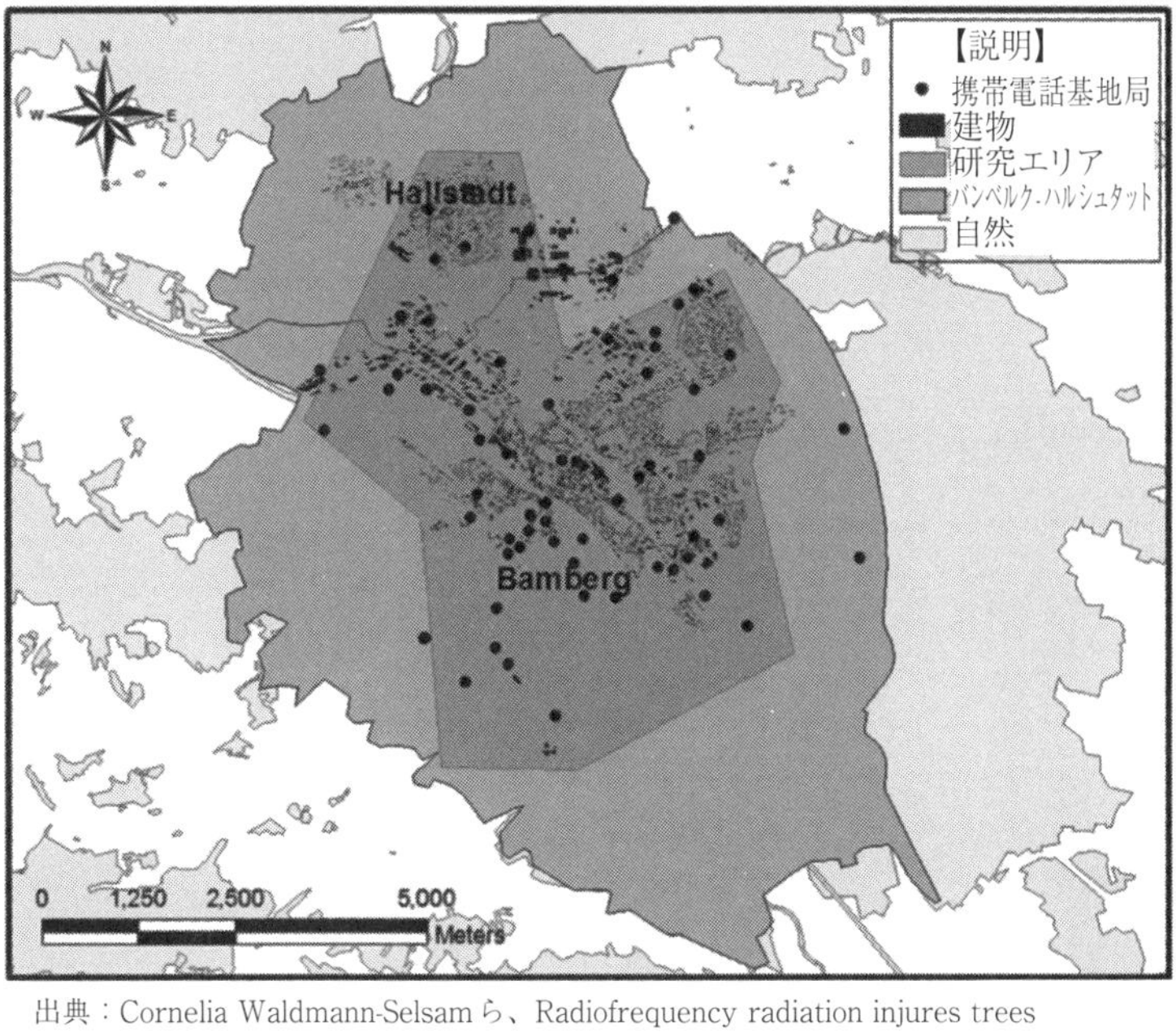

出典：Cornelia Waldmann-Selsam ら、Radiofrequency radiation injures trees around mobile phone. Science of Total Environment（2016）572:554-569

カ所で測定しました。

携帯電話電磁波は、建物や植物などによって反射・回析・吸収されるので、建物や樹木の陰だと被曝量が少なくなります（図5-1）。もっとも低い場所は〇・〇〇〇六μW／㎠で、最も高い場所は一・七〇六μW／㎠と、大きな差がありました。これらの値は日本やドイツの被曝基準（一八〇〇㎒で一〇〇〇μW／㎠）より、はるかに低いレベルです。

2 携帯電話基地局に面した側に異常発生

そして、ヴァルドマン＝セルサム博士らは、木の葉が変色したり葉が落ちたり、枯れるなどの異常が起きている六〇本の木を調査対象として選びました。主な樹種は、ノルウェーカエデ、セイヨウシデ、シナノキ、ヨーロッパイチイ、ニオイヒバなど、地域に自生している樹木です。ただし、バクテリアや害虫による病気や、水不足や工事による根の損傷、大気汚染の影響を受けている可能性のある樹木は、調査対象から外しました。

損傷を受けた樹木は、携帯電話基地局に面している方向だけ、葉が落ちたり、初夏なのに葉が茶色くなったり、枝が枯れるなどの異常が起きていました。損傷を受けた樹木六〇本のうち、ほとんどの樹木は片面だけに異常があり、いつも携帯電話基地局が見えていたそうです。基地局が見えるということは、木と基地局の間に障害物がなく、電磁波へ常に照射されていたことを意味します。

例えば、ノルウェーカエデの八六％、セイヨウシデの八八％、シナノキの一〇〇％、ヨーロッパイチイの八〇％、ニオイヒバの一〇〇％は、片面だけに異常が起きていました。また、ヨーロッパイチイとニオイヒバ（いずれも一〇〇％）は、六月なのに葉の色が全て黄色や茶色変わっていました。

また、これらの異常は、最寄りの携帯電話基地局が稼働してから一～二年後に、すでに十分に育った健康な木に現れ、時間がたつにつれて、樹冠の外側から内側に損傷が広がる傾向がありました。同じ場所にある異なる樹種も同様の損傷を示し、同じ場所でも、建物や他の樹木の陰になる木は健康でした。公園や庭など木にとって生息しやすい環境でもそうでない場所でも、異常が起きていました。

3　電磁波被曝との関連性

損傷した樹木六〇本は、携帯電話基地局に面している側の被曝量が有意に高いこともわかりました。基地局側は〇・〇〇八～一・三㎼／㎠でしたが、反対側は〇・〇〇〇八～〇・〇七二㎼／㎠でした。つまり、反対側の被曝量は、基地局側の五・五～一〇％しかなかったのです。

さらにこれらの樹木と、無作為に選んだ樹木三〇本、被ばく量の少ない樹木三〇本を選んで比べると、損傷した樹木の被曝面は、そのほかの樹木よりも被曝量が有意に高くなりました。

このような樹木の損傷は、スペインのマドリッドやバリャドリッド、ドイツのミュンヘンやニュルンベルク、オーストリアのグラーツ、ベルギーのブリュッセル、ルクセンブルクなどでも報告されています。

さらに、ヴァルドマン＝セルサム博士らは、ドイツのダルムシュタットで調査を行ない、携帯電話基地局周辺の樹木が深刻な損傷を受け、枯れそうなものもある（図5-3）と、市長に警告をしています。

4　トマトでストレスを示す物質が増加

フランスの生物学者、デヴィッド・ルー博士らは、環境中の電磁波を遮蔽した実験室で、トマトを周波数九〇〇㎒の無線周波数電磁波に被曝させる実験を行ないました。照射した電磁波の強さは、第2世代携帯電話の平均的な強さである六・六μW／㎠と、フランスの被曝基準に近い四二四μW／㎠で、被曝時間は二～一〇分間でした。

電力密度六・六μW／㎠と四二四μW／㎠に一〇分間晒されたトマトは、ストレスに関わるタンパク質の量が、被曝終了から一五分で四～六倍に増え、三〇分で最初のレベルに低下し、六〇分後には再び増加しました（図5-4）。植物には環境変化に対応する「ストレス応答」という仕組み

図5-3　基地局周辺の枯れた樹木

2008年（左側）は、基地局側の葉が若干少ないように見える。2015年（中央）になるとはが赤くなり、2019年（右側）になると、葉が落ちて、基地局側だけ枯れそうになっている。

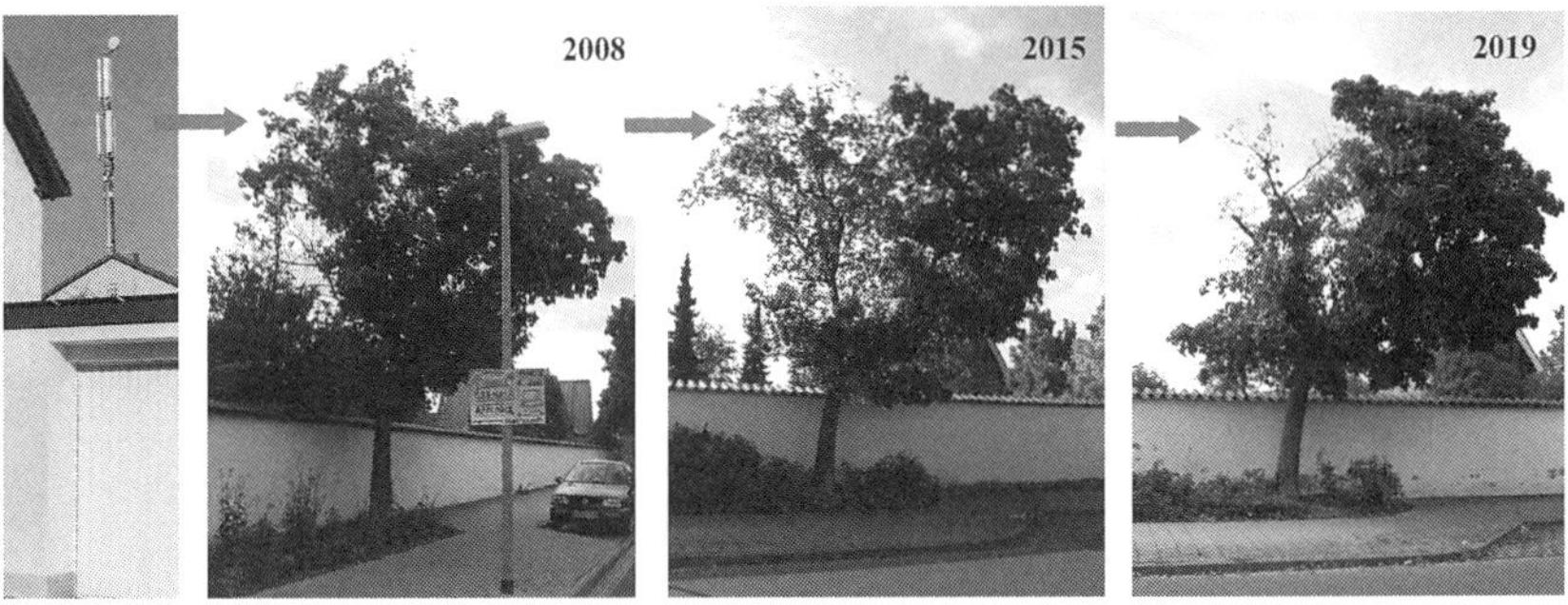

出典：Cornelia Waldmann-Selsam “Egränzung zum Schreiben vom 05. 09. 19" (2019)

図5-4　被曝後のストレス関連物質の量

10分間被曝させると、被曝終了から15分後と60分後に大きく増加した。

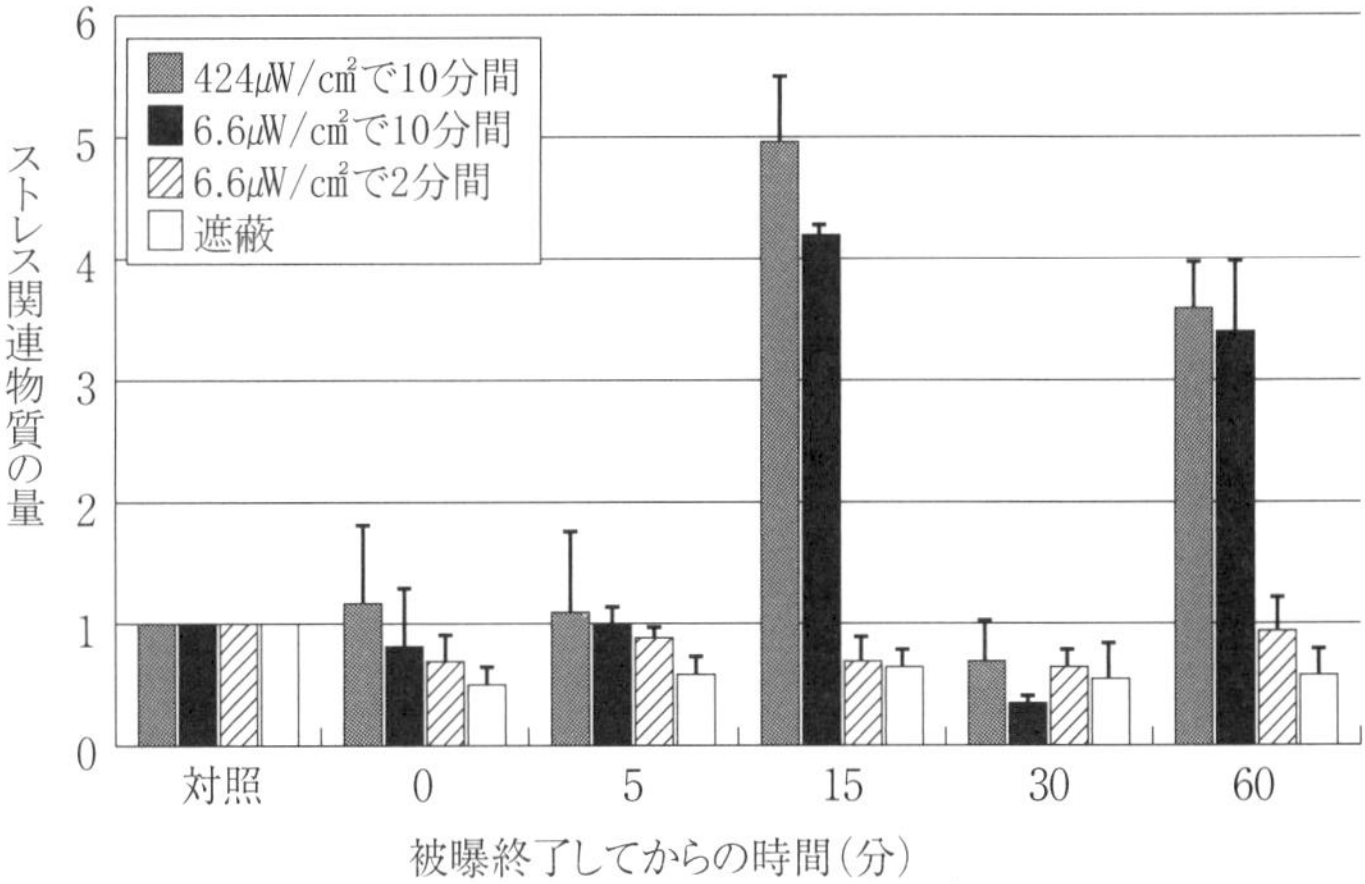

出典：Roux et al, Physiologia Plantarum 128:283-288 (2006)

があります。電磁波という環境ストレスに曝されたことで、遺伝子発現が変化して二度目の増加を起こしたのではないか、と考えられています。無線周波数電磁波は、弱いレベルでも測定可能な反応を起こすことを示しています。

ワシントン州立大学名誉教授のマーティン・L・ポール博士は、5Gによって、樹木が乾燥し、火災が劇的に増加すると警告していますが、電磁波に被曝する植物で何が起きているのか、研究を進める必要があるのではないでしょうか。

5　野鳥と昆虫への影響

5Gが導入されたヨーロッパ各地では、「鳥がいなくなった」という声が住民から上がっています。ベルギーでは二〇〇六年に、住宅地でイエスズメの生息数と携帯電話基地局からの電磁波の関連性が調査されました。基地局からは九〇〇㎒と一八〇〇㎒の電磁波が照射されていました。スズメが活発に行動する、天気の良い日の午前中に、生垣や植物の多い住宅地一五〇カ所でスズメの生息数を調べると、電磁波が強いほどスズメの数が減ることがわかりました。電磁波が弱い地域（〇・〇〇四㎼／㎠）では一・九羽でしたが、強い地域（〇・〇二㎼／㎠）では〇・八羽しかいませんでした。

スペインでは二〇〇三年に、シロコウノトリを対象に調査が行なわれ、携帯電話基地局周辺では繁殖率が低いことがわかりました。基地局から二〇〇メートル以内では電磁波の強さは一・五μW／㎠で、ヒナがいない巣の割合は四〇％でした。しかし、三〇〇メートル以上離れた地域では電磁波の強さが〇・〇七μW／㎠に下がり、ヒナがいない巣は三・三％だけでした。

自然を保護するための国立公園にも、携帯電話基地局は建設されています。オーストラリア東部に広がる、ゴンドワナ多雨林群は世界自然遺産に登録され、自然保護地域三四カ所を含んでいます。その一つ、ナイトキャップ国立公園で、昆虫や野鳥が減少しているという報告もあります。

植物学者のマーク・ブルームホールさんは、この地域で長年にわたって観察をしてきましたが、二〇〇二～〇四年に、無線通信がアナログからデジタルに変わり始めた頃、昆虫の多様性と個体数減少に気づきました。当時は長期間にわたって干ばつが続いていたので、気候変動による影響だろうとブルームホールさんは考えていました。

しかし、二〇〇九年に、公園内のナルディ山に第3世代携帯電話（３Ｇ）の基地局が設置され、その基地局にテレビアンテナが追加されたあと、一七種もの野鳥が姿を消し、昆虫の種類と数も劇的に減少しました。

二〇一二年頃、この基地局に４Ｇアンテナと約六〇万ワットの発電機が導入されると、基地局から二～三キロメートルの範囲では、大きな変化が見られました。三種類のコウモリは数が非常に少なくなるか絶滅し、絶滅の危機に瀕していた一一種類の鳥類が姿を消し、六六種の鳥が非常に少なくなるか絶滅しました。かつては多様性を誇っていたチョウやガがほとんど姿を消し、カエルとオタマジャクシの個体数も劇的に減りました。しかし、世界遺産公園から姿を消した種の多くは、標高四五〇メートル以下の地域で確認されています。基地局を避けて、標高の低い場所へ移動したのかも知れません。

また、かつては明け方に数百羽の野鳥が囀る「夜明けのコーラス（ドーン・コール）」が聞こえていましたが、野鳥が減少して聞こえなくなった、と言います。

ブルームホールさんは、ナイトキャップ国立公園の心臓部ともいえる、最も原始的で生物学的に多様な地域が、無線周波数電磁波にさらされているのは国際的な問題であり、現在の状況は非常事態だとして、国際連合教育科学文化機関（ＵＮＥＳＣＯ）と国際自然保護連合（ＩＵＣＮ）に警告しています。

6　昆虫の生殖能力が減少

ギリシャ、アテネ大学のルーカス・Ｈ・マルガリティス博士らは、ショウジョウバエとキイロショウジョウバエを無線周波数電磁波に被曝させ、生殖能力に起きる変化を調べました。

電磁波発生源として選ばれたのは、携帯電話やコードレス電話、Ｗｉ－Ｆｉ、ベビーモニターなど九種類です（表５－１）。被曝時間は、実際の利用状況を反映できるように機種によって異なります。携帯電話は一時間に六分間または一二分間の被曝を一日に三回行ない、これを三日間続

表5-1　実験で使われた電磁波発生源と周波数、電磁波の強さ

電磁波発生源	周波数（MHz）	電磁波の強さ（平均）
携帯電話端末（２Ｇ） ＳＡＲ値1.2W/kg	900/1800	22V/m（128μW/cm²）
デジタル式コードレス電話親機	1880-1900	2.7V/m（1.9μW/cm²）
デジタル式コードレス電話子機	1880-1900	2V/m（1.1μW/cm²）
ブルートゥース	2400-2480	0.3V/m（0.02μW/cm²）
Wi-Fi	2400-2480	2.1V/m（1.2μW/cm²）
FM信号	92.8	13V/m（45μW/cm²）
電子レンジ	2400-2480	10V/m（26.5μW/cm²）
ベビーモニター	27.15	20V/m（106μW/cm²）
信号発生器	900	20V/m（106μW/cm²）

出典：Margaritis et al, Electromagnetic Biology and Medicine, 1-25,（2013）

けるか、一日に六分間または一二分間の被曝を三回行ないました。デジタル式コードレス電話子機は一日に三〇分間または四五分間を四日間、Ｗｉ・Ｆｉは一日に六〇分を七日間です。

ベビーモニターは、赤ちゃんの声に反応して通信をし、別室にいる親に赤ちゃんが泣いていることを知らせるものです。実験では、送信状態で一〇分被曝させたあと、一〇分間のインターバルを挟んで再度被曝させ、被曝時間が合計で一日三〇分になるようにしました。

電子レンジは、レンジの中に入れるのではなく、レンジの外側にハエを入れたシャーレを置いて、調理状態で漏洩した電磁波に被曝させました。

被曝させなかったハエでは、自然死した卵胞は二〜三％でしたが、被曝させたハエでは二〜七倍多くなりました。また、被曝群では卵の数も三〇〜一〇％減少しました。

携帯電話に一日に六分間被曝させたハエでは、自然死した卵胞は三〜四倍でしたが、一二分間暴露させると六倍に

図5-5　卵胞の死亡率と蛹の減少率の関連性

卵胞の死亡率が高いほど、蛹の数も減少する相関性があった。死亡率、減少率が最も大きかったのは携帯電話だった。Dv:ショウジョウバエ、Dm：キイロショウジョウバエ

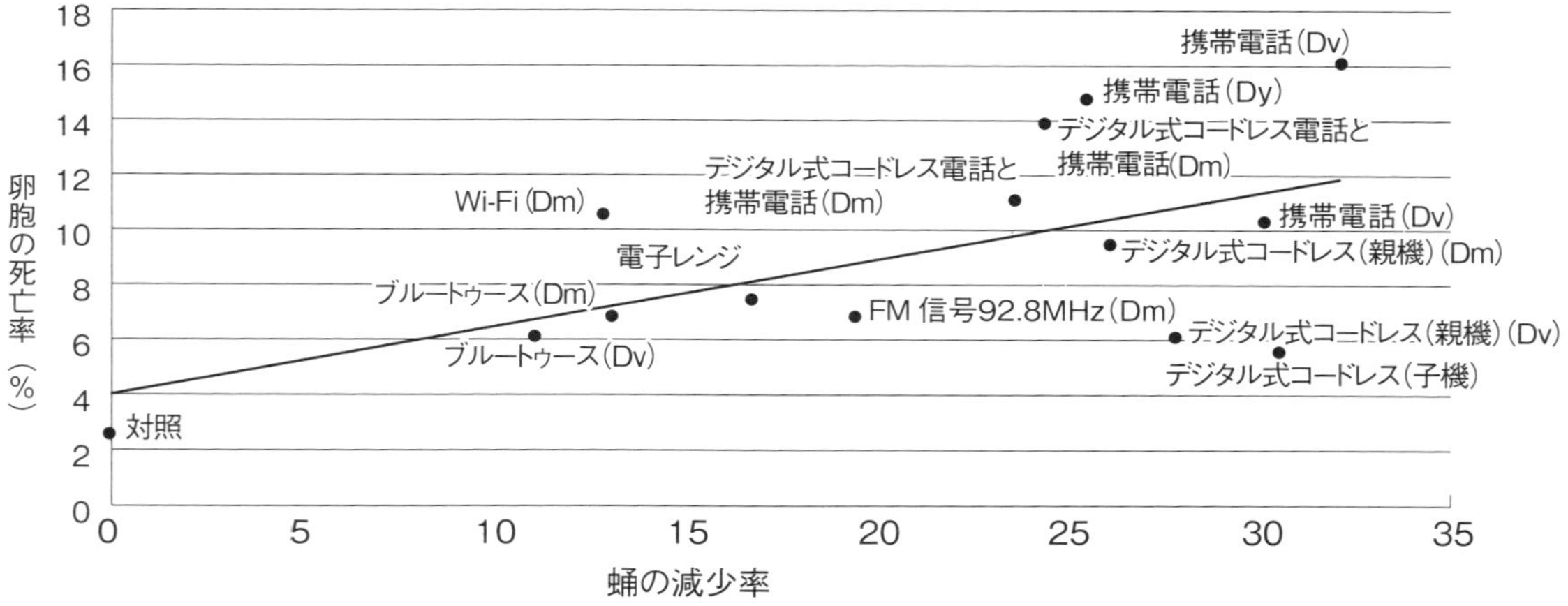

出典：Margaritis et al, Electromagnetic Biology and Medicine, 1-25, (2013)

増えました。

ハエは一生に三〜五回、卵を産みます。実験では、被曝終了後から一二日間に生まれた蛹の数を調べました。携帯電話九〇〇㎒に被曝すると蛹の数は三〇％減少し、一八〇〇㎒に被曝したハエは二〇％減りました。どちらも一日に六分間または一二分間の被曝を七日間続けたものです。

三〇％の減少は、この研究で最大でした。

卵胞の死亡率と蛹の減少率を比較すると、当然、相関性が見られました（図５‐５）。卵胞の死亡率と蛹の減少率が最も多かったのは携帯電話ですが、デジタル式コードレス電話の子機と携帯電話に被曝させたハエも死亡率・減少率が有意に高くなりました。

ブルートゥースは近距離無線通信の規格の一つで、スマートフォンとイヤホンや、パソコンとキーボードを無線で接続するもので、電磁波は弱く〇・〇二㎼／㎠ですが、被曝させなかった対照群より、卵胞の死亡率も蛹の減少率も有意に増えました。

ベビーモニター（一〇六㎼／㎠）では、蛹の数の減少率だけを調べましたが、一八％減少しました。高齢者介護やペットの見守りに利用できるベビーモニターも販売されていますが、赤ちゃんや高齢者、動物を無線周波数電磁波に曝すことは、長期的に見れば悪影響があるかもしれません。最近は、紙おむつにセンサーを付け、スマホのアプリを通じておむつの漏れ具合を知らせるスマートおむつも販売されていますが、電磁波によって起きるダメージを考えれば、使わない方が良いでしょう。

第6章　5万機の通信衛星が地球を覆う

1　宇宙にも5Gネットワーク

5G通信ネットワークは、宇宙空間にも広がっています。イギリスのボーダフォングループと楽天モバイルは、アメリカのAST&サイエンス社の低軌道衛星ネットワーク「スペースモバイル」を利用し、当面は4G通信を、将来は5Gを提供する予定です。特別な通信衛星機器がなくても、宇宙の通信衛星ネットワークと地上の携帯電話網を通じて、携帯電話が利用できるようになるといいます。

アメリカのスペースX社は、世界最大規模の通信衛星網を構築する「スターリンク計画」を進めています。約四万八〇〇〇機の通信用人工衛星を、高度約三五〇〜五五〇キロメートルの低軌道に打ち上げ、周波数二四・二五㎓（ギガヘルツ）のミリ波を利用して通信事業を行なう計画です。二〇一九年五月以降、すでに三回の打ち上げに成功しています（写真6-1）。軌道上で一〇〇〇機に達したらサービスを開始する予定です。

しかし、一〇〇カ国以上の天文学者が参加する、世界最大の専門家組織「国際天文学連合（IAU）」によると、二〇一九年まで低軌道衛星の数はわずか二〇〇〇機以下でした。短期間で衛星が約五万機に増えるわけですが、これらの衛星は太陽光を反射しやすい金属で作られているので、日没後や日の出前の太陽光を反射してゆっくりと通過する光の点として夜空に現れます。肉眼で

写真6-1　打ち上げられたロケットから分離される前の通信衛星
（写真：Steve Jurveston）

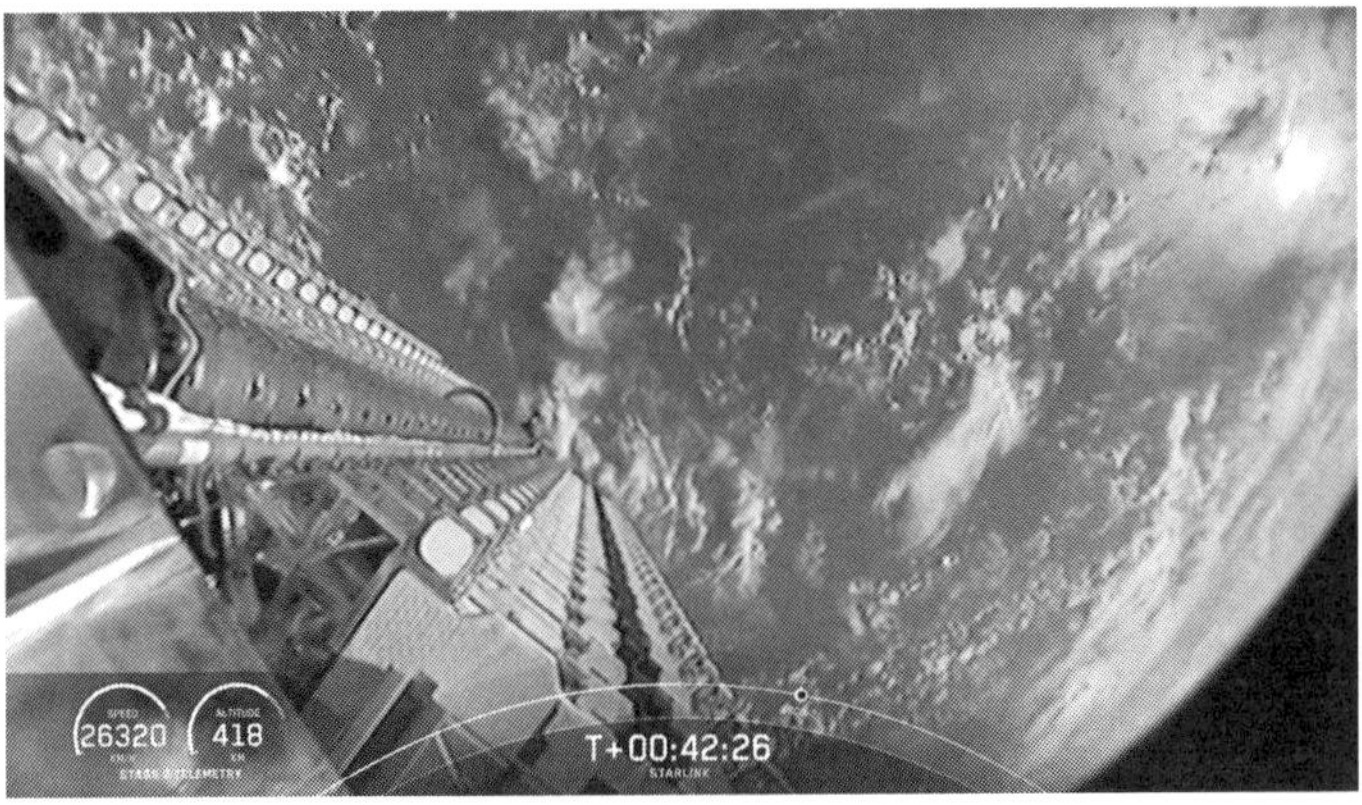

はほとんど見えませんが、大型天体望遠鏡での観測に悪影響を与える可能性があります。また、これらの衛星群は電波を放射するので、電波天文台での観測に支障が出るおそれもあり、ＩＡＵは「天文学のインフラにとって重大な脅威になる可能性がある」と訴える声明文を発表しました。

ＩＡＵは、低軌道衛星の影響を分析するために、運用する企業の協力を求め、これらの通信衛星による有害な影響を早期に緩和・排除するための規制を策定することを政府に求めています。

2　シューマン共振への影響

これらの衛星は、ミリ波を使って地上の通信ネットワークに繋がるだけでなく、衛星間でも通信を行ないます。そのため、地球はミリ波を発生させる通信衛星に囲まれることになるので、地球と電離層の間に存在する「シューマン共振」を変化させる可能性が指摘されています。

シューマン共振は、地球と高度七〇キロメートル電離層（太陽エネルギーが強く、大気分子を電離させる。日中は電子の密度が高く、夜間は低下する）の間で共振している周波数四〇ヘルツ以下の波です。地球には一秒に約一〇〇個の雷が落ちますが、この落雷によって発生した低い周波数帯の電磁波は、電離層に届き、反射されて地表に戻り、地球を取り巻くように共振をしています（図6-1）。生物が誕生する前から地球に存在しており、すべての生き物はこのシューマン共振の中で進化をしてきました。人間や動物の脳波や、睡眠と覚醒に関わる生体リズムなどと密接な関連があると考えられています。

シューマン共振にはいくつかのピークがあり、最初のピークは周波数七・八Hz、二番目のピークは一四・一Hz、三番目のピークは二〇・三Hzです（図6-2）。人間の脳波は、眠りが浅いときや寝入り端にシータ波（四〜八Hz）が優位になり、シータ波はシューマン波の最初のピークと重なります。リラックスしたときや安静時はアルファ波（八〜一四Hz）が優位になり、二番目のピークと一致します。犬もリラックスした時に八〜一二Hzを、猫は八〜一五Hzのアルファ波を出しています。人間の脳波は、日常の活動をしたり緊張している時はベータ波（一四〜二八Hz）が強まり、シューマン共振の三番目のピークと重なります。

一九六七年、ドイツの行動生理学者のルトガー・ウェーバー博士は、世界トップクラスの研究機関であるマックス・プランク研究所に地下室を二つ作り、被験者の体調変化を調べる実験を行

図6-1　シューマン共振（出典：Wikipedia）

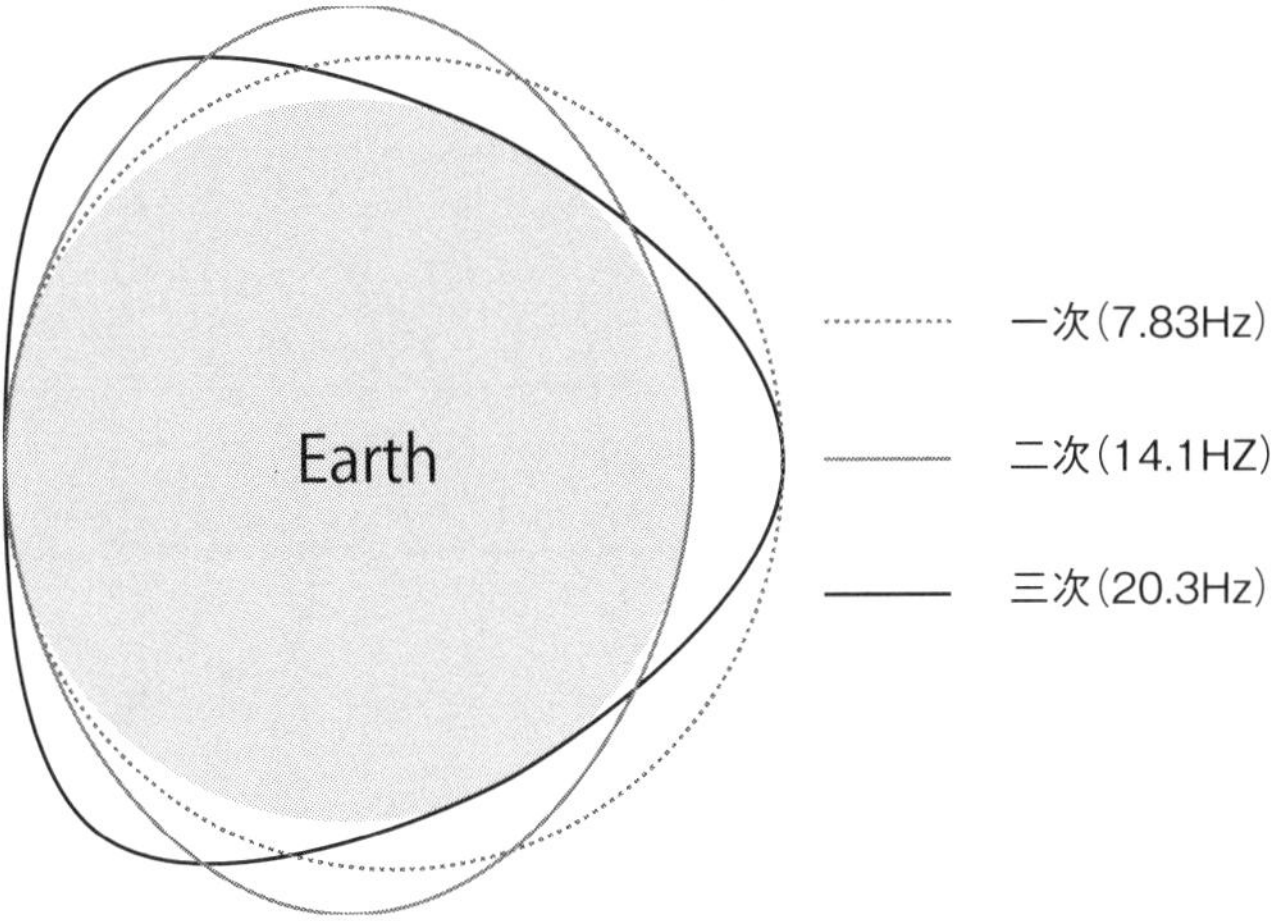

ないました。二室とも外部の光や音から遮断され、一室は電磁波からもシールドされていました。睡眠と覚醒のリズムや体温の変化などのさまざまな生体リズムを観察したところ、明暗の変化がなくても、自然界の電磁場があれば睡眠―覚醒の周期と生体リズムは変化しないことがわかりました。電磁場を遮蔽した部屋では、睡眠―覚醒の周期が一二時間周期になったり、六五時間周期になることもありましたが、シューマン共振の最初のピークに近い一〇Hzの電磁場を流すと、生体リズムは二四時間周期に戻ったのです。

ニュージーランド、リンカーン大学准教授だった故ニール・チェリー博士は、シューマン共振は地磁気や太陽活動の影響を受けやすく、太陽活動が活発になると、睡眠にかかわるホルモン「メラトニン」を減らすと指摘していました。

図6-2　シューマン共振のスペクトラムと人間の脳波

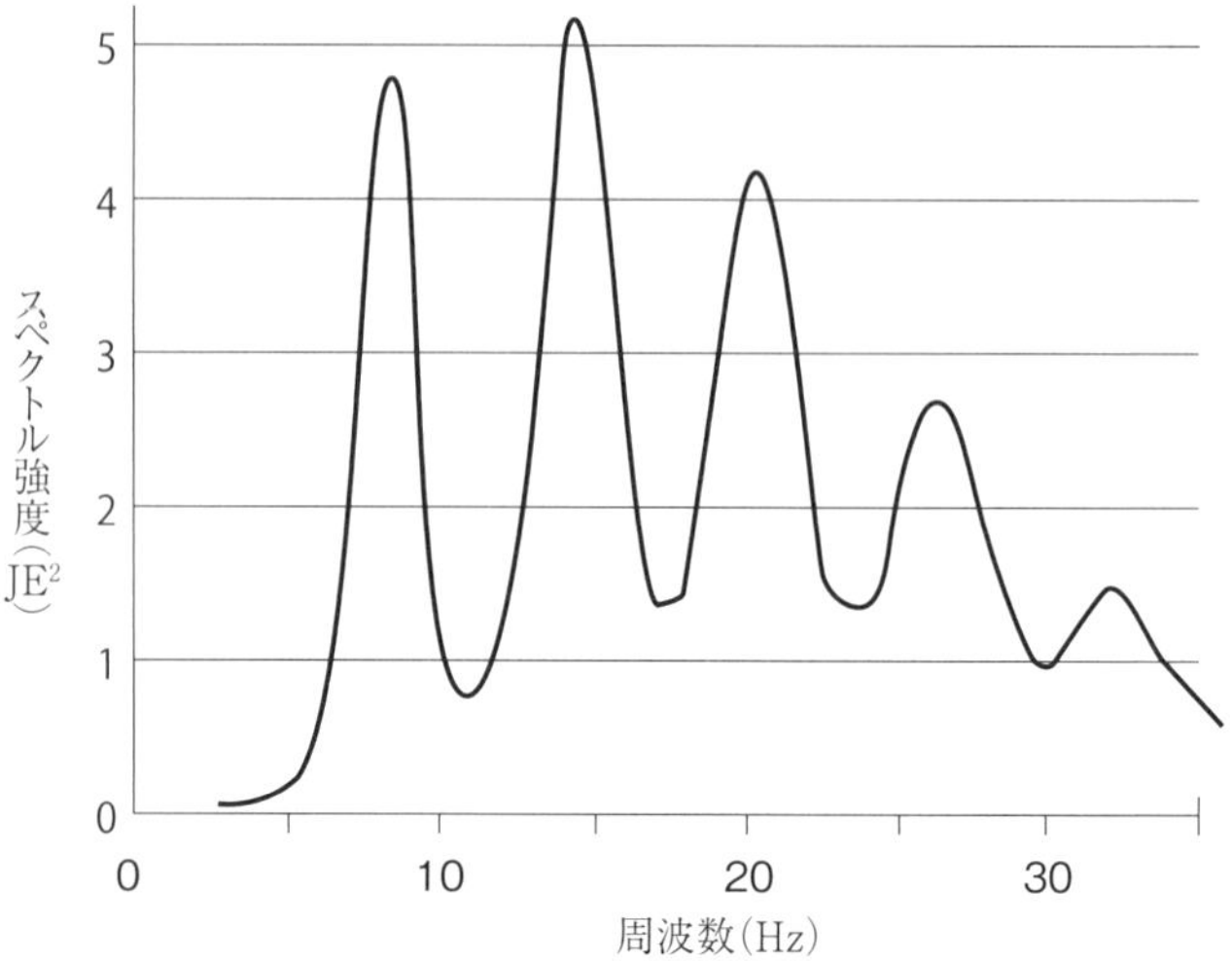

出典：N. Cherry. "Schumann Resonances, a plausible biophysical mechanism for the human health effects of Solar/Geomagnetic Activity."2001

メラトニンは、活性酸素の除去や血圧の低下、免疫系の強化に関わる重要なホルモンで、メラトニンが減ると関節炎、糖尿病、てんかん、睡眠障害、乳幼児突然死症候群（SIDS）、流産、心臓病、アルツハイマー病、パーキンソン病、運動神経障害、うつ病、自殺などに関わると考えられています。

チェリー博士は、太陽活動が弱まるとシューマン共振信号も弱まり、脳と心拍が同期しなくなって不整脈につながり、太陽嵐など太陽の活動が活発になるとシューマン共振も強まり、メラトニンの産生が少なくなり、ガンや心臓疾患、生殖器の疾患、神経学的疾患、死亡率が増えると指摘していました。

アメリカの研究者、アーサー・ファーステンバーグさんは、通信人工衛星の電磁波がシューマン共振の周波数をシフトさせる可能性も指摘しています。人間の脳波と密接に関わっていると考えられているシューマン共振の周波数帯が変化したら、どのような影響が発生するのか、大量の通信衛星を稼働させる前に検証が必要です。

3　気象衛星との電波干渉

さらに5G衛星の電磁波は、アメリカ海洋大気庁（ＮＯＡＡ）やアメリカ航空宇宙局（ＮＡＳＡ）が共同で運行している気象衛星群ＪＰＳＳと、電波干渉を起こす可能性が指摘されています。ＪＰＳＳは周波数二三・六～二四㎓（ギガヘルツ）の電磁波を使って気象データを集めていますが、5G通信衛星は、気象衛星の周波数と非常に近い二四・二五㎓で通信を行ないます。そのため電波干渉が起きる可能性があります。

ＮＯＡＡのニール・ジェイコブズ局長代理は二〇一九年五月、アメリカ下院科学委員会で証言し、電波干渉によって気象データの七七％が失われ、気象予報の精度が三〇％低下し、一九八〇年代の気象予報レベルに戻る、と訴えました。これは、台風の予報が二～三日遅れることを意味します。

なお、NOAAとNASAの気象データをもとに、世界中で行動しているアメリカ海軍も、宇宙空間での5G利用を懸念し、電波干渉が起きないよう周波数帯を変更することなどを求めています。天候や海洋モデルの劣化によって、飛行・航行のリスクが高まり、戦闘空間の認識力が低下するからです。

すでに気候変動によって台風が大型化し、今まで台風が上陸しなかった地域にも大きな被害をもたらしているので、予報精度の低下は深刻な問題です。また、人工衛星を大量に使うことは宇宙ゴミの増加にもつながります。

参考文献

IAU Statement on Satellite Constellations（2019）

N. Cherry. “Schumann Resonances, a plausible biophysical mechanism for the human health effects of Solar/Geomagnetic Activity.”（2001）

A. Firstenberg. “The Invisible Rainbow : A History of Electricity and Life”. AGB Press, first edition.（2017）

The Washington Post“Head of NOAA says 5G deployment could set weather forecasts back 40years. The wireless industry Denies it.”2019.May.23

US NAVY. “Operational impacts from potential loss of NOAA/NASA METOC satellite data from the FCC spectrum auction from 5G”2019.March. 27

第7章　5G基地局の反対運動と規制条例

1　5Gがついに稼働

二〇二〇年三月二五日、NTTドコモが日本で初めて第5世代移動通信システム（5G）を開始し、KDDIとソフトバンクも後を追うように5Gの運用を始めました。

5G基地局網を整備するため、KDDIは二〇二三年度までに全国に約五万三〇〇〇基の基地局を設置する計画で、新規参入した楽天モバイルは二〇二〇年三月末までに4G基地局を約三四〇〇基設置しようとしています。

二〇一九年四月、5G用の周波数として三・七、四・五、二八GHz帯が割り当てられましたが、総務省新世代モバイル通信システム委員会は、4Gの周波数帯を5Gで利用する計画案を出しています。

NTTドコモ、KDDI、ソフトバンクは、これまでに割り当てられた4G周波数帯を5Gに移行することを希望し、二〇二〇年夏までには5G化を認める法整備を行なう予定です（図7-1）。

今設置する基地局について、携帯電話事業者は「4G基地局を設置する」と説明するかもしれませんが、近い将来、5G基地局に移行すると考えられます。

図7-1　既存の４Ｇ周波数帯も５Ｇで利用する計画

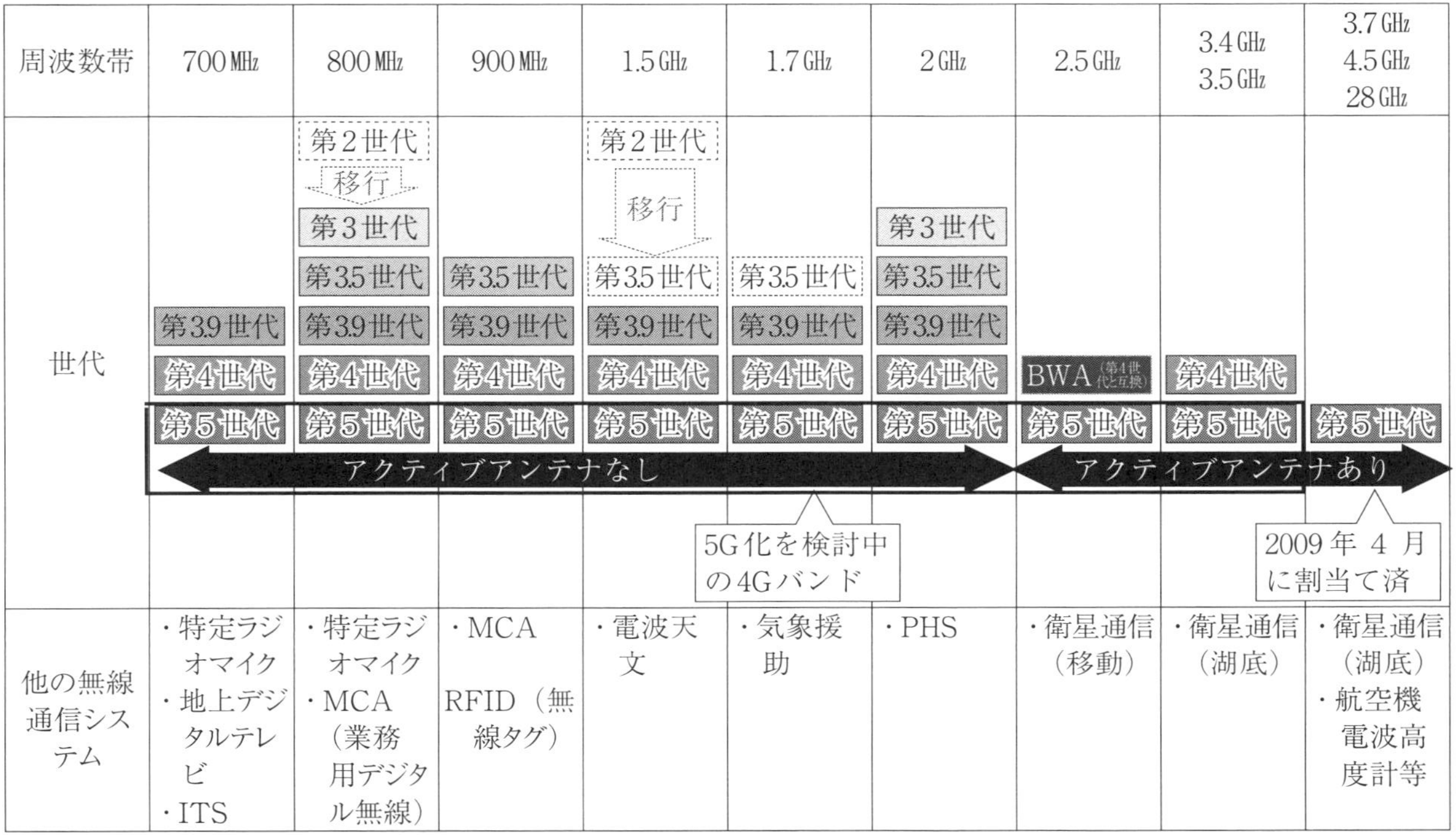

出典・総務省新世代モバイル通信システム委員会「４Ｇバンドの５Ｇ化の進め方について」

2　基地局設置後に体調不良が発生

神奈川県川崎市では、七階建てマンションの屋上にＫＤＤＩ基地局が立ち、マンションに住めなくなってホテルに避難した住民もいます。二〇一四年、このマンション管理組合は、ＫＤＤＩから基地局を設置したいという打診を受け、総会で設置することを決め、契約を結びました。ＫＤＤＩは賃借料として毎月八万円を支払い、管理組合は修繕積立費としてきました。

ＫＤＤＩはその後五年間、基地局を設置しなかったのですが、二〇二〇年一月下旬、屋上に基地局を設置する工事が始まりました。このマンションの七階に住むＡさん夫妻は、用事があって二〇一四年の総会には参加できなかったので、工事が始まってから基地局の設置を知りました。総会で議決された結果の報告書を見直すと、たしかに基地局設置について書いてありましたが、わずか三行ほどだったので見落としていたそうです。

基地局はＡさんの部屋の真上に設置されたため、工事が始まるとＡさんは工事作業のドリル音で体調が悪くなり、工事中止を要請しようと、基地局設置を担うＫＤＤＩエンジニアリングと下請け会社のサンワコムシスに連絡しましたが、担当者不在で連絡がとれず、作業員に工事中止を求めました。しかし、すぐにはやめてくれず、「警察に連絡する」と伝えると、ようやく中止したそうです。

５Ｇアンテナの形

従来と同様に、アンテナと無線装置をケーブルで接続するアンテナ分離型だけでなく、アンテナとアンテナパネルが一体になったタイプが増えます。従来の基地局は、銀色のポール状でしたが、５Ｇでは白くて平たいアンテナパネルになります。なお、近い将来、従来の４Ｇアンテナも５Ｇ通信に使われることになります。また、海外では街灯に５Ｇアンテナをつけたタイプもあり、見た目だけでは判断ができないかもしれません。

安全なまちづくりのためにも、どこにどんな通信設備が設置されているのか、情報公開が必要です。

Sub6GHz帯（3.7GHz/4.5GHz）			ミリ波帯（28GHz）
BS Type 1-C	BS Type 1-H	BS Type 1-O	BS Type 2-O
アンテナ分離型	アンテナ一体型		

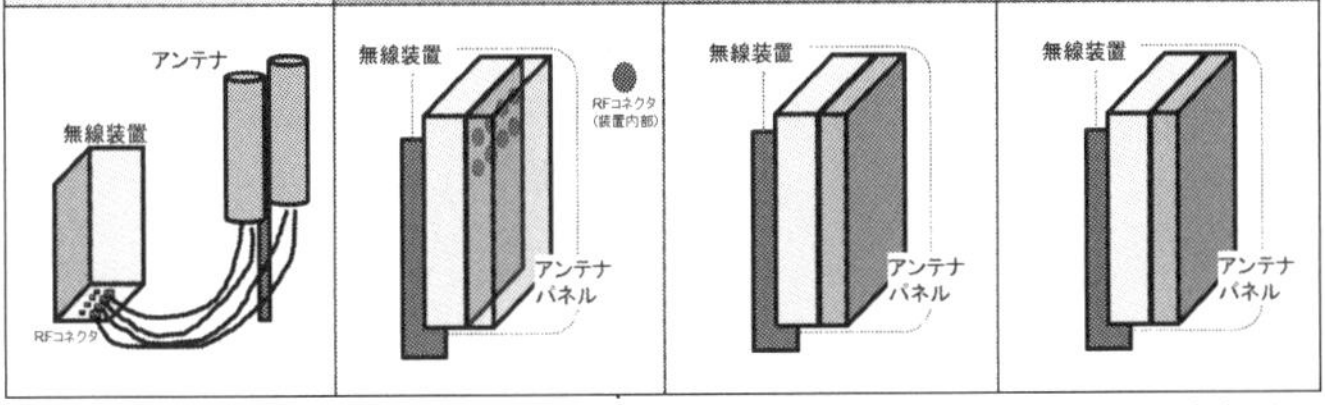

出典：総務省「情報通信審議会　新世代モバイル通信システム委員会報告（案）」2020年

Aさんの妻はフィンランド人で、電磁波のリスクをよく知っており、Aさん自身も海外で暮らした経験があり、電磁波の悪影響を認識していました。Aさんには、小学生の子どもが二人いて、バルコニーでよく遊んでいますが、そのすぐそばにアンテナが設置されました（写真7-1）。子どもたちの健康を守るために、今ではバルコニーへ出ることを禁止しています。

二〇二〇年二月上旬、Aさんの働きかけによって、ＫＤＤＩがマンション住民へ説明会を開くことになりましたが、ＫＤＤＩは「契約を破棄するなら、こ

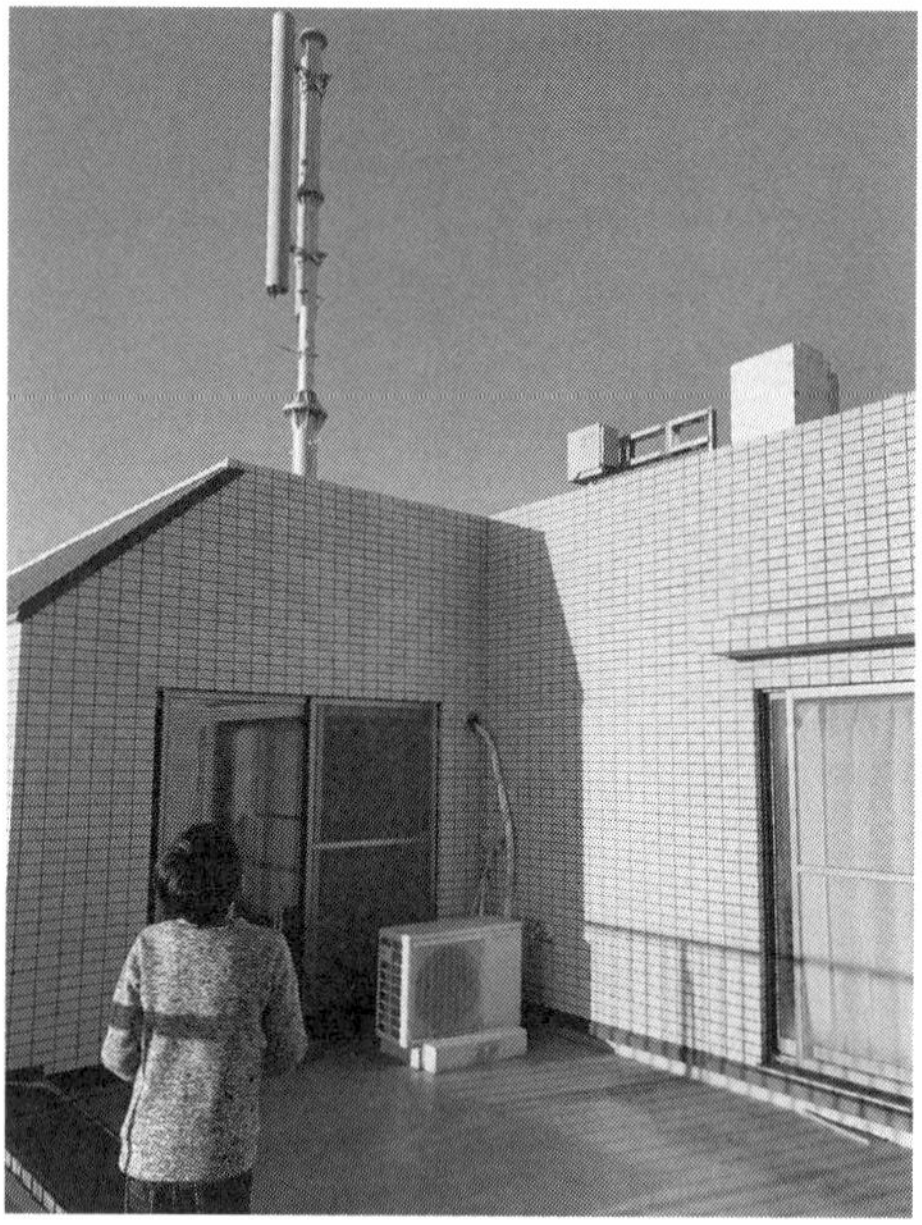

写真7-1　バルコニーの真上に設置されたアンテナ
（写真提供Aさん）

れまでに支払った賃料を全額払い戻し、工事の部品代金の返済を求める」と主張し、住民側からは、基地局設置を認めざるを得ないという意見が大半を占めたそうです。

　二月中旬に工事が再開されました。三月上旬には試験電波が発射され、稼働が始まると、Aさんの妻は、手のしびれや不快感を訴えるようになりました。家で仕事をしているため、ほとんどの時間を自宅で過ごし、家族の中でもっとも影響を受けているのかもしれません。

　夜、周囲が静かになると、低周波音が響くようになり、Aさんは夜中に両手が痺れて目が覚めたり、睡眠障害に苦しむようになりました。「大きな音ではないが、低くて小さい音で、耳鳴りのように煩わしい」といいます。また二人とも吐き気に悩まされ、一週間ほど子どもを連れてホテルに避難しなくてはいけませんでした。

低周波音があまりにもひどいので、地域課の警察官にも騒音を確認してもらいました。ＫＤＤＩに問い合わせると、なぜか「工事は延期になった」と言い、改めて工事の日程を連絡すると伝えてきました。

しかしその後は、すでに稼働している基地局なのに、何の工事が延期になったのかはわかりません。ＫＤＤＩが電波を止めたのか、低周波音や体調不良もなく、自宅で過ごせるようになりました。ただしＫＤＤＩは、電波が発生している状態なのかどうかを、一切教えてくれないそうです。Ａさんは、避難のために発生したホテル費用の支払いをＫＤＤＩに求めていま

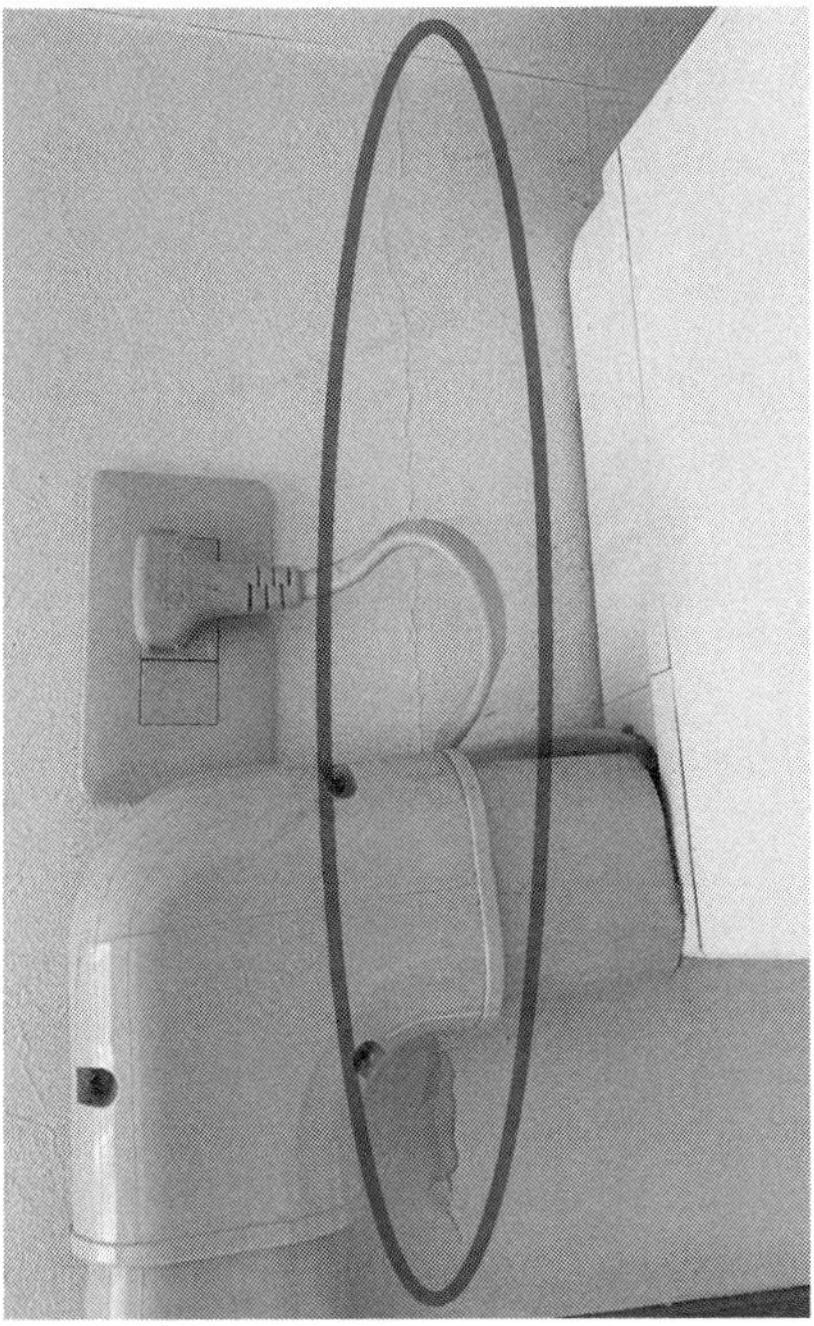

写真7-2　コンセントの右に縦の亀裂が入った。（写真提供Ａさん）

すが、拒否されました。

なお、基地局設置工事が始まった後、Aさんの居間の壁には長さ五〇㎝ほどの亀裂が入りました（写真7-2）。マンションは、携帯電話基地局という重量物を屋上に乗せることを想定して設計されていません。躯体に負荷をかけ、建物を破損させる可能性は、これまでに行なわれてきた基地局裁判でも、たびたび争点になっています。

Aさんは「フィンランドやヨーロッパでは、町の中心街や公共の建物にはアンテナをつけますが、人の家に設置するというのは論外のようです。また、ヨーロッパでは電磁波は放射線の一つ（非電離放射線）として、なんらかの体への影響があることは一般常識で知られているようです。日本のように生活が便利になる魔法の技術と考えている風潮とはまったくの逆です」と言い、基地局の撤去を目指しています。

3　自宅の隣二mの場所に基地局が

千葉県野田市の住宅地では、二〇二〇年三月上旬、駐車場の一角に楽天モバイルの携帯電話基地局を設置する計画がもちあがりました。一番近い場所に住む山崎康史さんの家と予定地は二メートルしか離れていません。地権者は、自宅付近で偶然会った山崎さんの妻に「電柱を立ててもいいいか」とだけ尋ねたのですが、その際、地権者は楽天モバイルの紙袋を持った人と一緒にいたそうです。

山崎さんは、ただの電柱ではなく、携帯電話基地局が設置されると気づき、元市会議員とともに自治会長を訪問し、地権者を説得するよう頼むほか、「野田市民の環境と健康を守る会」を立ち上げ、基地局を設置しないよう求める要望書を地権者に渡しました。

地権者は「山崎さんが反対する場合は、設置しないと楽天モバイルに伝えている」と言い、楽天モバイルからも建設中止の連絡がありました。しかし、山崎さんが住む地域にはいつの間にか、ＮＴＴドコモやＫＤＤＩ、ソフトバンクなどの基地局が八基設置されていました。

山崎さんは、基地局規制条例の制定を野田市に求めるため、約一〇〇〇筆の署名を集めて二〇二〇年九月の市議会で条例制定を陳情する予定です。

なお同じ時期に、楽天モバイルは、埼玉県東松山市でも住宅地に携帯電話基地局を設置しようと計画しましたが、住民の反対によって中止になっています。ただし、基地局設置計画は、予定地周辺から三〇メートル以内の数軒の住宅に知らされただけでした。

4　基地局規制条例の制定

多くの自治体は中高層建築物規制条例を判定し、鉄塔など一定の高さの建築物を立てる際は事前に建設計画を届け出て、地域住民に説明することなどを求めています。自治体によって異なりますが、高さ×二倍の範囲に説明をするよう定めた条例が多いようです。

このような条例を使って、携帯電話基地局の設置を規制しようとしている自治体もあります。

岩手県盛岡市では、「中高層建築物の建築等に係わる住環境の保全に関する条例」を二〇〇三年から施行しています。対象になるのは高さ一〇メートルを超える建築物や、高さ一五メートル以上の携帯電話基地局などです。建築確認申請の三〇日前（建物に設置する場合は四五日前）から、計画地に看板を設置して建築計画を知らせるとともに、近隣住民へ説明会や戸別訪問を行ない、建築物の用途などを必ず、書面で説明しなければいけません。

佐賀県有田町では、「中高層建築物の建築に係る紛争の予防及び調整に関する条例」を二〇〇七年から施行し、高さ一五メートル以上の携帯電話基地局を設置する際は、建設計画を知らせる看板を設置し、周辺住民の求めがあれば説明会を行なうよう求め、紛争が生じた場合は町が調停や斡旋を行ないます。

北海道旭川市では、二〇〇九年に「お願い」という形で事業者に通知を出し、高さ一〇メートル以上の基地局を設置する際は、周辺住民に事前説明を行なうよう求めました。さらに、説明対象者を高さ×二倍の範囲の住民と町内会会長、該当範囲または近接する教育施設、医療施設、社会福祉施設とし、電磁波の影響を受けやすい子どもや病人を守れるよう考えています。

神奈川県鎌倉市は二〇一〇年に「携帯電話等中継基地局の設置等に関する条例」を施行しました。高さ制限を設けず、屋外にある全ての携帯電話や広域無線ＬＡＮ基地局が対象です。携帯電話事業者のなかには、条例で一五メートル以上の基地局を設置する際に事前説明が義務付けられている地域では、一四・九メートルの基地局を設置して、説明会を行なわずにすむようにするケースが各地でおきていました。鎌倉市のように高さ制限を設けないことは、事業者の抜け道を塞ぐことにつながります。

また、事業者は事前に周辺住民などに、発信する電波に関する情報を説明し、説明会開催後は実施報告書を市長に提出しなくてはなりません。紛争が起きた場合、市が調停や斡旋をおこないます。市民が希望すれば、事業者が提出した説明実施報告書を閲覧できますが、実際には地域名が墨塗りで公開され、どこで説明をしたのかわからない、という問題もあります。

宮崎県小林市では、ＫＤＤＩとＮＴＴドコモ基地局に近い保育園で、鼻血を出す子どもが増え、保育園は電磁波対策を実施しました。屋上にあったプールを地上に移し、窓ガラスなどに電磁波を遮蔽するフィルムを貼って、屋内の被曝量を下げました。しかし、園庭の被曝量を下げるには、基地局の電波を止めるしかありません。運動会の練習のために園庭で遊ぶ時間が長くなるほど、鼻血を出す子どもが増えるようになりました。

この問題をきっかけに小林市では、「携帯電話等中継基地局の設置又は改造に係る紛争の予防と調整に関する条例」を二〇一五年から施行しました。基地局を新設・改変する場合は、事業者は、着工の六〇日前までに市に事業計画を提出し、着工一週間前までに予定地に工事計画を知らせる看板を設置しなくてはいけません。また、高さ×二倍の範囲の周辺住民に説明し、説明報告書を市に提出するよう求めました。説明対象範囲に学校や児童福祉施設がある場合は、施設管理者の意向を尊重するよう求め、紛争が起きた場合は市が調停・斡旋を行ないます。

今後、5G基地局の急増が予想されますが、各地で条例を制定し、住宅地や子どもが通う施設、病院などの被曝量を下げる必要があります。

第8章　電磁波問題をめぐる海外の規制と取り組み

1　条例で規制するアメリカ

日本と同様、国際非電離放射線防護委員会（ＩＣＮＩＲＰ）ガイドラインを超える、ゆるい規制を行なっているアメリカでは電磁波問題についてどのように対応し、何が問題になってきたのでしょうか。

連邦政府は、二〇〇二年に電磁波過敏症と化学物質過敏症は、障害のあるアメリカ人法に基づいて障害と認められると発表しました。これを受けて、国立建築科学研究所は、電磁波過敏症や化学物質過敏症の患者でも、公共施設や商業施設を利用できるよう、ガイドラインの策定を開始し、二〇〇五年に、照明やパソコン、携帯電話の電源を切ること、化学物質の規制などを盛り込んだガイドラインを発表しています（拙著『シックハウス問題と対策』〔緑風出版〕で詳述）。

カリフォルニア州では、二〇〇四年に、携帯電話基地局に近い消防署で、署員の健康調査が行なわれました。消防署員は、週に九〇時間勤務していますが、一九九九年以降、頭痛や極度の疲労感、睡眠障害、鬱《うつ》、不安、怒りっぽくなるなどの症状が発生し、通報を受けて出動した際に、自分が生まれ育った町で道に迷うなどの問題がおきていました。

医師のグンナー・ヘウザー博士によると、脳のＳＰＥＣＴ（単一光子放射断層撮影）検査を受けた消防士（六人）全員に脳の異常が見られ、マイクロ波被曝で起きたと思われる過剰な神経細胞の興奮が起きていました。

認知機能の異常などを調べる注意変動検査（ＴＯＶＡ）で、六人の消防士は認識機能や反応時間、衝動制御に障害が認められました。火災現場で命に関わる活動をしている消防士にとって、これは重大な問題です。

ある消防士はこの検査を受けた後、他の部署に移動しました。その後、彼の妻は男の子を出産しましたが、二歳の時に自閉症と診断されました。普通の人よりも頑健なはずの消防署員が健康問題を起こすということは、携帯電話基地局の電磁波による被害は、誰にでも起きるのではないでしょうか。

この調査に関わった医療ライターのスーザン・フォスターさんは、アメリカ連邦通信委員会（ＦＣＣ）に対し、被曝基準を厳しくするよう、二〇一三年に求めています。

二〇一〇年頃からスマートメーターの導入が始まると、設置された住宅での電気火災や住民の健康被害が多発するようになりました。症状は電磁波過敏症や、携帯電話基地局周辺で報告されたものと同じように、頭痛や睡眠障害、めまい、吐き気、耳鳴りなどです。

ハワイ州、カリフォルニア州、ミシガン州などの自治体が、スマートメーターから発生する電磁波の安全性が確認されるまで、一時導入を停止する条例を採択し始めています。イリノイ州とメイン州では、スマートメーターの導入停止を求める集団訴訟も起きました（拙著『本当に怖い電磁波の話』〔金曜日〕で詳述）。

アメリカ環境医学会（ＡＡＥＭ）も二〇一三年に、スマートメーターからの電磁波を懸念する声明を発表しました。スマートメーターから発生する電磁波について健康影響をさらに研究することや、スマートメーターの電磁波を避けること、導入を一時停止して安全な技術を提供すること、医師は患者を診療する際に電磁波の役割を理解すること、などを求めています。

二〇一六年、メリーランド州は、学校無線ＬＡＮのリスクを示す報告書を発表しました。公衆衛生学の分野で世界的に有名なジョンズ・ホプキンス大学とメリーランド大学の協力で調査を行ない、ＦＣＣの指針値は最新の研究を反映しておらず、最も傷つきやすい集団である子どもたちを考慮していない、と批判しています。教室を新設する際は、できるだけ有線ＬＡＮを設置することを求め、ＦＣＣに指針値の見直しを求めるよう提言しています。

なお、学校無線ＬＡＮの電磁波によって発達障害や自閉症の症状が悪化することを指摘する研究も多数報告されています（拙著『シックスクール問題と対策』〔緑風出版〕で詳述）。

また、米国立環境衛生科学研究所（ＮＩＨ）は、携帯電話電磁波の発ガン性を調べるために、国家毒性プログラム（ＮＴＰ）の結果を二〇一六年に発表しました。オスのラットの心臓で悪性の腫瘍が有意に増え、脳と副腎でも腫瘍が発生することが確認され、国際がん研究機関（ＩＡＲＣ）が無線周波数電磁波を発ガン性の可能性があると分類したことを支持するようだ、と述べています（本書六六ページ）。

二〇一七年に、アメリカ食品医薬品局（ＦＤＡ）は、現在のアメリカの基準値以下なら健康問題は起きないと説明しながらも、被曝量を減らす携帯電話の使用方法をアドバイスしています。具体的には、携帯電話の使用時間を減らすことや、スピーカーモードで話したり、ヘッドフォンを使うこと、通話するよりメールを送ること、電波の弱い場所では通話をしないことなどです。

２　アメリカの規制条例

近年は５Ｇに関する反対運動が各地で発生しています。５Ｇ基地局は電柱や街灯などの低い場所に、一〇〇～二〇〇メートルごとに設置されることになるので、アメリカやヨーロッパでは、安全に歩く「通行権」が侵害されるとして、５Ｇ基地局を規制する条例も作られています。

しかし、アメリカには連邦通信委員会（ＦＣＣ）が定めた規制値があり、連邦政府や州の法律によって、自治体が健康不安を理由に電磁波を規制することが禁止されています。しかし、景観保護のために、自治体が設置場所や建設の規制を行なうことは禁止していません。そのため、まちづくりのゾーニング規制などを利用して、５Ｇスモールセル基地局を規制する動きがあります。

カリフォルニア州のミルバレー市では、二〇一八年六月、スモールセルの設置を規制する条例が制定されました。商業地区の個人所有の土地・建物での基地局の新設・変更を制限すること、通行権を守るために、新しい無線通信設備の設置は、最寄りの建物から一五〇〇フィート（約四六〇メートル）離れた電柱に限定しました。

同州のサン・アンセルモ市議会は、５Gアンテナの建設予定地から三〇〇フィート（約九〇メートル）以内の住民に通知することを義務付ける暫定的な緊急条例を採択し、フェアファックス町議会は、住宅地でのスモールセルアンテナの利用を禁止し、一五〇〇フィート（約四六〇メートル）ごとに設置しなくてはいけない、と定めています。しかし、フェアファクス町計画委員会は、規制が不十分だとして、より強化する方針です。

ペンシルヴァニア州のドイルズタウンでは、携帯電話事業者ベライゾン・コミュニケーションが町の電柱などに5G基地局を設置すると発表したところ、健康不安や景観上の理由で周辺住民が反対。そこで、ドイルズタウンはスモールセル設置数の削減を求めて同社を提訴しました。二〇一八年七月、同社と和解し、スモールセルの数を三四基以下に減らし、一部を移転する権利を得ました。

メリーランド州サンディスプリングス市では、二〇二〇年四月一日からベライゾンが5G基地局を一〇〇〇基以上設置する予定でしたが、市はこれらの基地局の設置を無期限停止にしました。基地局設置について以前から地域住民が反対しており、新型コロナウィルスの大流行を理由にして、パンデミックの危機がなくなるまで設置を禁止しています。

ミシガン州議会では、５Gのスモールセル導入を促進するための法案が二〇一八年三月に提案され、公聴会に出席した医師と研究者は反対意見を述べました。

医師のシャロン・ゴールドバーグ博士は、無線周波数電磁波が生物学的な影響を及ぼすことは、多くの医学文献で示されており、その影響は植物や動物、昆虫、微生物などあらゆる生命体で見られ、ＤＮＡ損傷や心筋症、神経精神医学的な証拠があると訴えました。「５Ｇ導入は、有害性がわかっている技術を検査せずに利用することだ」と批判しました。

カナダ、マギル大学のポール・ハーロウ博士は、５Ｇやレーダーを搭載した自動車に対する集団訴訟が起きる可能性があると警告し、「無線周波数電磁波を家庭に導入するのは、間違った考えだ。全家庭に光ファイバーが必要だ」と証言しました。

アメリカ小児科学会をはじめ約一九〇〇人の医師や研究者も「５Ｇの電磁波の健康影響は重大で、数千件に及ぶ論文で立証されている」として５Ｇ導入に反対する声明を委員会に送りましたが、ミシガン州議会は一一月に５Ｇ導入を促進する法案を可決してしまいました。

３　アメリカ上院議員の懸念

アメリカ連邦議会では上院議員のリチャード・ブルメンサールさんが、二〇一八年一二月、連邦通信委員会（ＦＣＣ）に対し、５Ｇの安全性を検証するよう求めました。ＦＣＣの規制値は、一九九六年以降、更新されていないのに、全く新しい通信技術である５Ｇにも適用しているからです。

基地局周辺の被曝量増加だけでなく、端末からの被曝量も懸念されています。FCCは、携帯電話やスマートフォンから発生する電磁波を規制するため、SAR値を一・二W／kg以下に規制し、メーカーは製品がこの条件をクリアしているかどうかを、FCCが定めた手順に従って検査をすることになってます。

これまでFCCのSAR値は周波数六GHz以上で通信する端末には適用されてこなかったのですが、5Gでは「サブ六GHz帯」と呼ばれる三～五GHzの帯域と、二八GHz帯で通信を行ないます。

ブルメンサールさんは、国家毒性プログラム（NTP）の研究で、被曝したラットの発ガン率が高くなったことや、サウスダコタ州スーフォールズ市のポール・テハッケン市長も5Gの健康被害を懸念していることを伝え、FCCや保健福祉省が5Gの安全性を検証するよう求めています。

4　連邦通信委員会を提訴

二〇二〇年一月、環境保護と健康保全に関わる教育調査団体「環境衛生保護団体（EHT）」と、そのエグゼクティブ・ディレクターのセオドラ・スカラートさん、消費者団体「安全な携帯電話のための消費者（CSCP）」、「人々の新政策財団」のリズ・バリスさんは、FCCと合衆国政府を提訴しました。EHTの代表者は、公衆衛生学の研究者として世界的に有名なデブラ・デイビス博士で、大気汚染の歴史を紹介した著書『煙が雲のように流れる時』（ソニーマガジンズ）をはじめ、多数の著書があります。ＥＨＴやＣＳＰは、なぜ裁判を起こしたのでしょうか。

現在のＦＣＣの規制は、一九九二年までに発表された科学的根拠に基づいて、一九九六年に公布されました。無線周波数電磁波の研究が進むにつれて、ヨーロッパでは最新の研究結果を反映して、規制を変更していきましたが、ＦＣＣは日本と同様に、二〇年以上前の規制を維持しています。

二〇一二年、連邦政府の予算や政府活動を監視する、米国会計検査院（ＧＡＯ）は、携帯電話の被曝基準を再検討するようＦＣＣに勧告しました。ＧＡＯは最新の科学研究を調査するほか、国民の健康や安全確保に関わる米国食品医薬品局（ＦＤＡ）や国立衛生研究所（ＮＩＨ）、疾病管理予防センター（ＣＤＣ）、市民団体や消費者団体などにも取材した上で、ＦＣＣの被曝基準は最新の研究結果を反映していないと批判し、「現在の被曝基準を正式に再評価し、適切と判断されれば規制を変更すること」を求めました。これを受けてＦＣＣは、二〇一三年から見直しの是非についてパブリックコメントを募集しました。一〇〇〇件を超えるコメントが寄せられ、その大部分が現在のＦＣＣ基準を批判するものでした。

ところがＦＣＣは、これらのコメントや、アメリカ政府が行なったＮＴＰ研究を含む最新の科学研究に言及した上で、「現在の基準を維持する」と二〇一九年一二月に発表しました。寄せられた批判的なコメントは非科学的で説得力がないと退け、科学的研究については、ガンやその他の病気と電磁波被曝を結びつける証拠はないと、否定しました。

これを受けて、ＥＨＴとＣＳＣＰは提訴に踏み切ったのです。ＦＣＣの判断は「恣意的で気まぐれで、裁量の乱用」であり「法に従っていない」と批判しています。リズ・バリスさんは「ＦＣＣは、アメリカの健康と安全にとって、最も危険な政府機関として、歴史に名を残すだろう」と指摘しました。

デブラ・デイビスさんは、「二四年前の安全基準でつくられた飛行機に乗りたいと思うだろうか？　政府の研究機関が、３Ｇや４Ｇの電磁波はガンを引き起こすという研究結果を出したが、ＦＣＣはそれを無視し、二〇年前には存在すらしなかった５Ｇにも適用できると主張している」と述べています。

ＥＨＴのセオドラ・スカラートさんは、アメリカ最大の小児科医の組織、アメリカ小児医学会（ＡＡＰ）が、環境因子に敏感な子ども特有の傷つきやすさを考慮するよう求めた勧告をＦＣＣが無視している、と批判しました。

ちなみに、日本の電波防護指針値も、基地局から発生する電磁波規制についてはＦＣＣと同じ値ですが、やはり見直しを拒み、最新の研究結果を考慮していません。

5　フランスの携帯電話基地局訴訟

フランスでは携帯電話基地局周辺で健康被害が発生し、疫学調査も行なわれていますし、携帯電話基地局の撤去や移転を求める訴訟も起きています。

フランス南東部のローヌ県、タサン・ラ・ドゥミリューヌでは、二〇〇五年にブイグテレコム社が携帯電話基地局を建設しました。近隣に住む三組の夫婦は、基地局から発生する携帯電話電磁波によって健康リスクにさらされているとして、基地局撤去と、住宅の資産価値下落に対する損害賠償を求めて、二〇〇七年に提訴しました。

ナンテール大陪審裁判所は、資産価値への影響は認めませんでしたが、健康リスクへの損害賠償として三〇〇〇（約三五万円）ユーロを支払うよう、ブイグテレコム社に命じました。

同社はこの判決を不服として控訴しましたが、控訴審判決でも敗訴しています。ヴェルサイユ高等裁判所は二〇〇九年、基地局の撤去と、健康リスクにさらした精神的苦痛の賠償として七〇〇〇ユーロ（約八二万円）の支払いを命じ、この基地局は撤去されました。

フランスの電磁波規制は、国際非電離放射線防護委員会（ＩＣＮＩＲＰ）と同じですが、ヴェルサイユ高等裁判所は、ＩＣＮＩＲＰ指針値を信頼せず、はるかに厳しい規制を行なっている国や自治体もあることを指摘しました。同社の電磁波がフランスの法定基準内であっても、「いくつかのヨーロッパ諸国のレベルを超える基地局の近くに住む人が感じる恐怖を、鎮めることはできない」と認めました。

そして、家のすぐ近くに基地局が設置され、その電磁波の中で暮らしている事実を考えると「極度の不安感が形成されるのは議論の余地がない」と判断しています。

フランス南部のシャトーヌ・ド・パフでも、携帯電話会社SFR社の基地局を巡って裁判が起きました。健康影響を懸念する住民の主張が認められ、二〇〇九年に、基地局の取り壊しを命じる判決が出ました。

フランス北部のシャトー＝ティエリでは、二〇〇九年、携帯電話会社オレンジ社の携帯電話基地局が、小学校と託児所の約九〇m先に設置されました。同町は基地局の撤去を求め、町長のクラバールさんは、「子どもたちを危険にさらした最初の町長になりたくない」と、問題が解決するまで子どもたちを別な施設に移動させて授業をすることにしました。

6　携帯電話のパリ憲章

フランスでは二〇〇五年に、予防原則が憲法に規定され、子どもなど社会の中でもっとも弱い人々を環境リスクからどのように守るのかを決める際の指針として使われてきました。基地局裁判でも予防原則に基づいて、住民の訴えを認める判決が下されてきたのです。

フランスには四つの事業者があり、基地局の設置を競合しています。景観を守るために、基地局は煙突やレンガの壁のように見える偽装を行なっていますが、大都市の近隣住民の多くは高層階に住んでいるので、アンテナの近くで強い電磁波に被曝することになります。パリのように住宅が密集した地域では、特に被曝量増加が懸念されています。

そこで、パリ市は二〇〇三年に携帯電話事業者と協定を結び、九〇〇㎒と一八〇〇㎒基地局から発生する電磁波を、電力密度で約一μW／㎠以下に制限しました。この協定は「携帯電話のパリ憲章」と呼ばれています。フランスは、九〇〇㎒基地局について四五〇μW／㎠、一八〇〇㎒基地局について九〇〇μW／㎠まで認めていますから、政府の規制よりもはるかに低い値です。

一方、携帯電話事業者は、４Ｇを導入するために厳しい規制を撤廃したいと考え、二〇一一年秋にパリ憲章は停止されました。

市長は、市民団体や緑の党の反対を押し切って、一三年の協定では、第２世代移動通信システム（２Ｇ、周波数九〇〇〜一八〇〇㎒）と３Ｇ（九〇〇〜二一〇〇㎒）について六・六μW／㎠とし、４Ｇについては一三μW／㎠の照射を認めてしまいます。フランスの政府機関はこの規制緩和によって被曝量が五〇％増えると予測し、二〇一二年だけで約二〇〇〇基の基地局が設置されました。

パリ市は翌一三年、通信サービスの維持と健康保護を両立させるために、六・六μW／㎠に引き下げることで事業者と合意しました。

なお、フランス国家周波数庁（ＡＮＦＲ）は、二〇〇三年から携帯電話基地局の位置情報をホームページで公開しています（図８-１）。同様の情報公開は、イギリス、ドイツ、イタリアなど多くの国で実施されていますが、日本では「企業の営業利益に関わる情報」「テロの標的になる」などの理由で、公開されていません。

7　子どもの保護を求める政府

フランス食品環境労働衛生安全庁（ＡＮＳＥＳ）は、二〇〇三年以降、携帯電話など無線周波数電磁波の影響について調査し、報告書を発表してきました。二〇一三年の報告書「無線周波数と健康」では、家電製品などから発生する無線周波数電磁波を測定し、一般家庭の屋内にある電磁波発生源とその強さを説明し、注意を促しています（図８-２）。携帯電話やコードレス電話、Ｗｉ-Ｆｉだけでなく、照明器具などからも無線周波数電磁波が発生していることがわかります。

二〇一六年には、「無線周波数電磁波への被曝と子どもの健康」と題した意見書を発表し、子どもたちの保護を強く訴えています。子どもは、形態学的、解剖学的特徴と体の小ささ、組織の特徴によって、大人よりも強く影響を受ける、と説明しています。

「子どもたちは、身体機能が発達中なのでとくに傷つきやすい集団で、早い時期から無線通信機器を使うせいで長期被曝につながり、電磁場に最も被曝する集団の一つとして見なすべきだ」と述べています。また、無線周波数電磁波への被曝は、子どもたちの認識機能とウェル-ビーイング（健康で心地よい状態であること）に影響を与える可能性がある、と指摘しました。

そして、子どもの特性を考慮した規制を採用することや、タブレットやおもちゃなどの商品が

図8-1　フランス各地の基地局の数と位置情報

２Ｇ（75,756基）、３Ｇ（158,488基）、４Ｇ（225,592基）の位置情報が公開されている（2020年4月6日現在）。

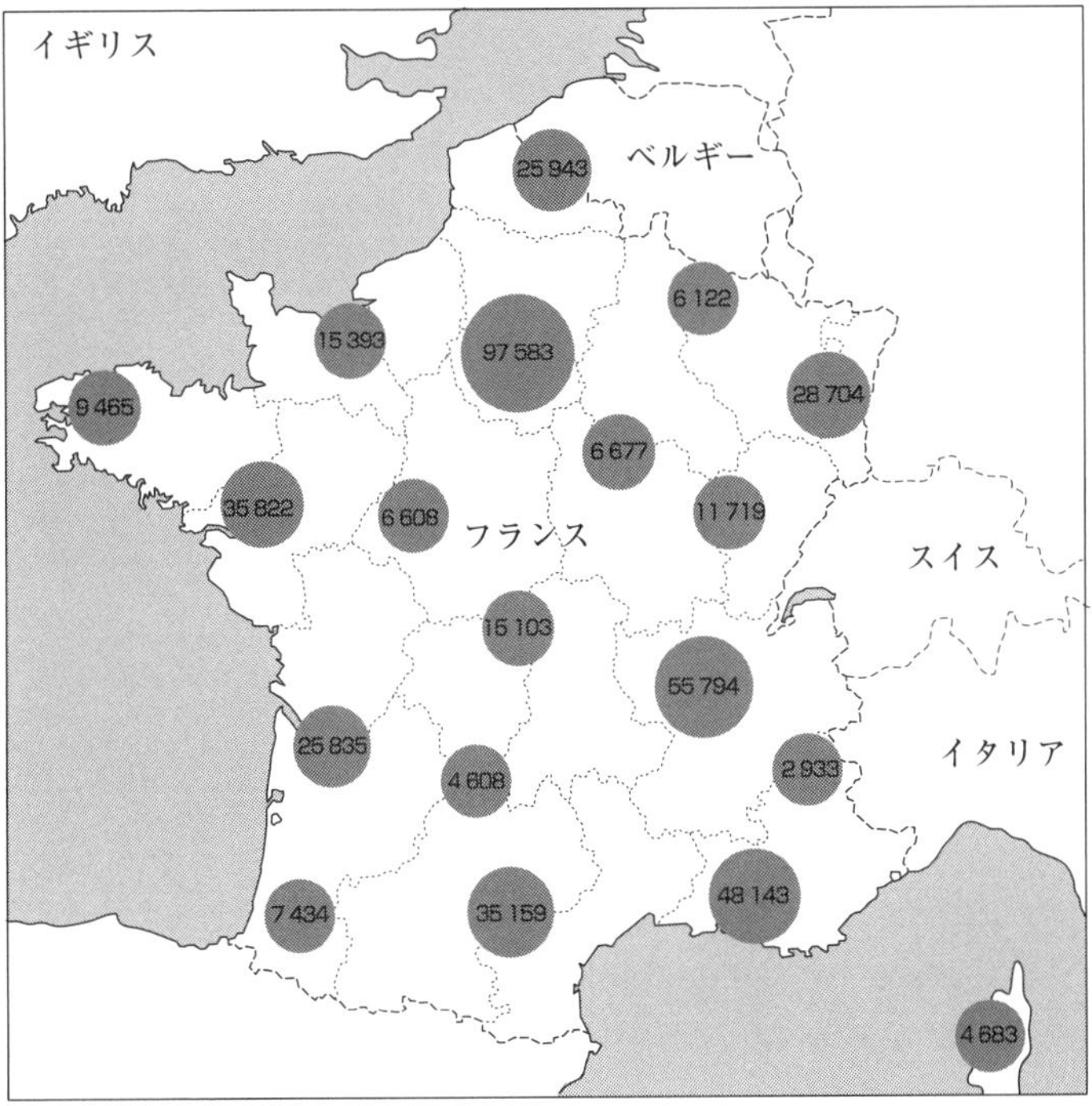

地図をスクロールすると、詳細な位置情報がわかる。下はパリの観光地、シテ島周辺。●が基地局。

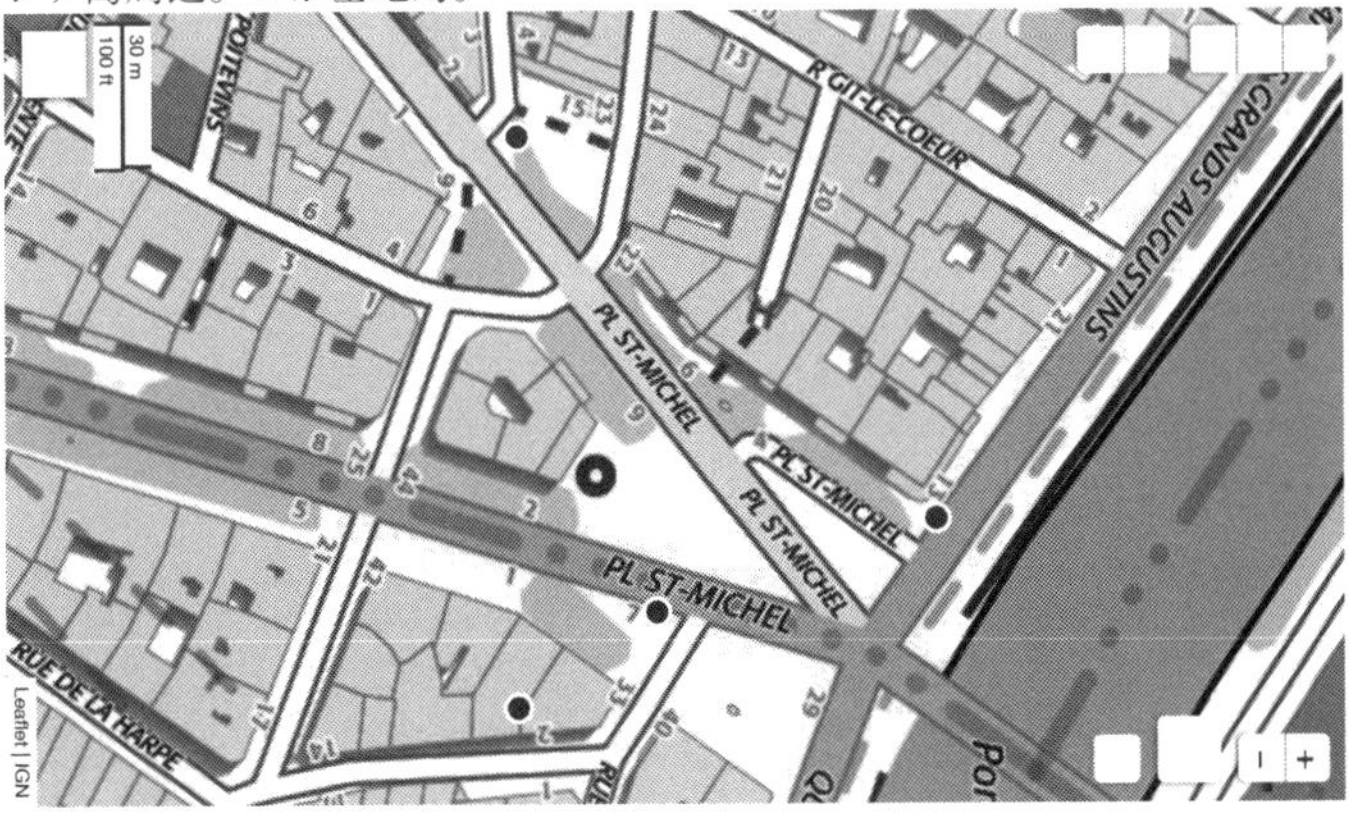

出典：ANFA（https://www.anfr.fr/gestion-des-frequences-sites/lobservatoire/lobservatoire-en-carte2/）

図8-2　ANSES報告書に掲載された家庭内の無線周波数電磁波発生源と測定値

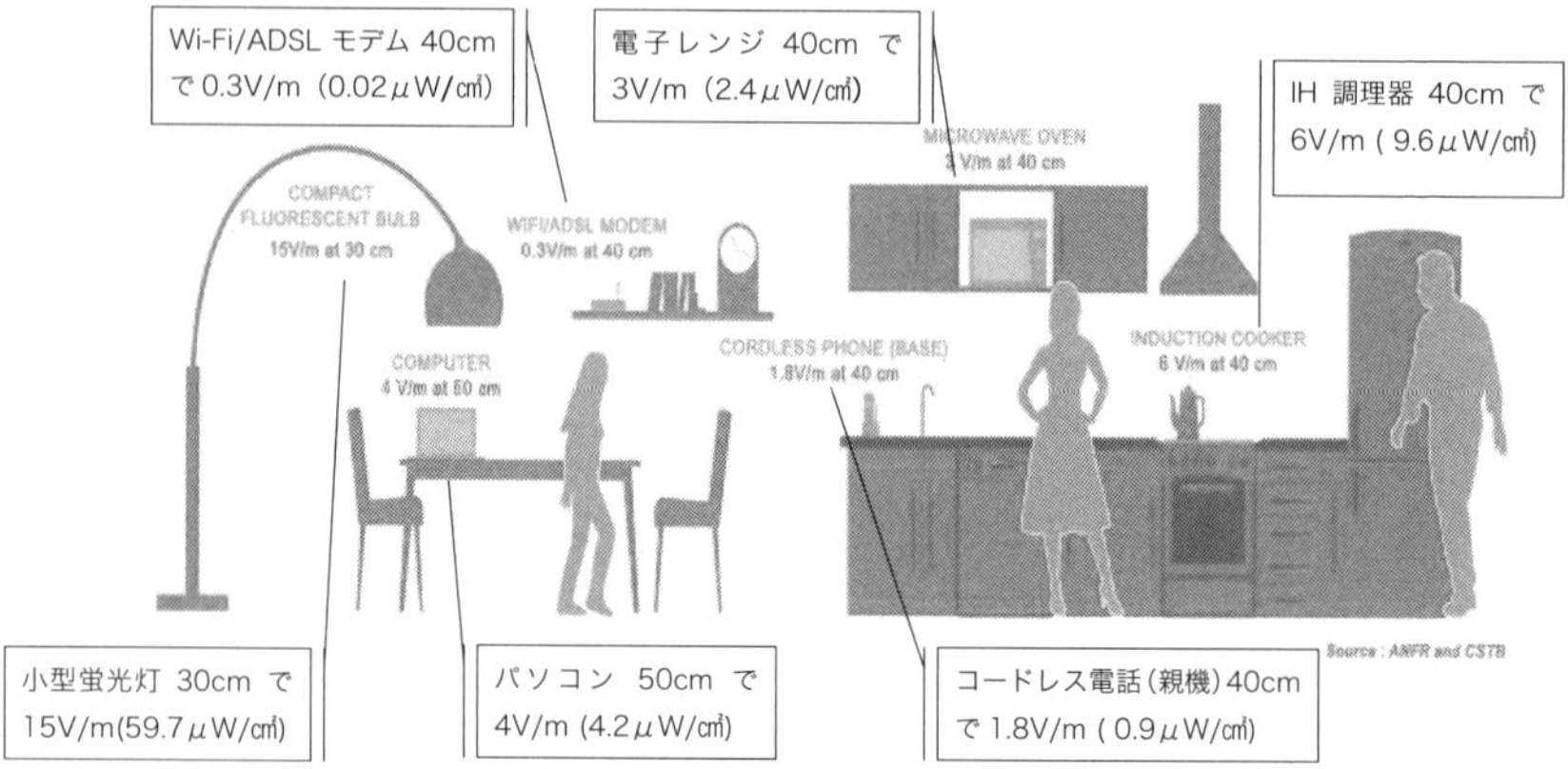

小型蛍光灯や電子レンジからも強い電場が発生していることがわかります。
出典：ANSES「無線周波数と健康」

市場に出る前に、実際の使用状況でSARを測定し、その結果をリーフレットなどに記載すること、子ども向けの携帯電話広告を規制することを勧告しました。保護者には、タブレットや携帯電話の使用時間を制限すること、子どもが携帯電話を使う時は体に接触させないことを求めました。

8　フランスの法規制

二〇一一年、「環境に対する国の責任に関する法律」が施行され、携帯電話を販売する際は、消費者がリスクの低い製品を選べるように、SAR値を表示することが義務付けられました。さらに、頭部への被曝を減らすために、ハンズフリー装置もセットで販売することが義務付けられています。

この法律では、一四歳以下の子どもを対象にした携帯電話の広告や、六歳以下の子どもへ携帯電話を販売することも禁止しました。

二〇一五年には、「電磁波への被曝に関する合理性、透明性、情報、協議に関する法律」が可決され、三歳以下の子供が過ごす空間でＷｉ‐Ｆｉを使うことを禁止し、小学校でＷｉ‐Ｆｉを使う場合は授業で使う時に限定し、使わない時は電源を切ることを定めました。

携帯電話事業者は基地局設置計画を申請する二カ月前に自治体に計画の概要を知らせ、要請があれば被曝量の計算値を提供することも定めています。国立通信庁（ＡＮＦＲ）には、電磁波の強さを測定して毎年報告し、被曝量が多い場所では削減策を示すことを求めました。

また二〇一八年九月から、一五歳以下の子どもが学校で携帯電話やスマートフォンなどを使うのを禁止しました。教室内での使用はすでに禁止されていましたが、休み時間や昼食時の使用も禁止されることになりました。

教育大臣ジャン＝ミシェル・ブランケールさんは、「休み時間に遊ばずにスマートフォンの前にいるのは教育上問題だ」と説明しています。多くの生徒が教室でも無線機器を使い続け、メールを送受信していることを示す研究もあり、「スクリーンメディアやスマホによって起きる集中困難から生徒を守る方向へ進まなくてはいけない」としています。

ただし、「教育上の目的や緊急時に必要になる可能性」もあるので、使用そのものを禁止するわけではありません。具体的には、携帯電話やスマホを入れる生徒用のロッカーを用意すると、大臣は発表しています。

一方、携帯電話の管理に手間がかかることに反対し、「電源オフにしてバックに入れればいいだけだ」という反対意見も出ています。

しかし、ブランケール大臣は、「公衆衛生」の観点から「七歳以下の子供がスクリーンメディアの前にいないことは重要」、と述べています。なお、エマニュエル・マクロン大統領は、大統領選に立候補する前に発表したマニフェストでも、校内の携帯電話使用を禁止する意向を示していました。

9　欧州評議会（ＣｏＥ）も予防原則を採用

ヨーロッパ諸国四七カ国が参加する欧州評議会（ＣｏＥ）は、二〇一一年に、電磁波による健康影響が懸念されていることを認め、ＡＬＡＲＡ（合理的に可能な限り低く）原則と予防原則に従って、とくに影響を受けやすい子どもや若者の健康を守り、電磁波過敏症患者を保護すること、現在の国際指針を見直すことなどを求めることを加盟国に勧告しました。

国際非電離放射線防護委員会（ＩＣＮＩＲＰ）の指針値は「深刻な限界がある」として、科学的根拠を見直し、ＡＬＡＲＡ原則に基づいて、電磁波の熱効果と非熱効果、生物学的影響を考慮するよう求めています。そして、全ての屋内環境で、予防原則に従って〇・六Ｖ／ｍ（〇・一㎼／

㎠）、将来的には〇・二Ｖ／ｍ（〇・〇一㎼／㎠）に減らすことを求めました。これはＩＣＮＩＲＰ指針値の約九〇〇〇分の一～九万分の一にあたります。

また、電磁波過敏症の人を守るために、無線周波数電磁波のない電磁波フリーのエリアを作ることや、新しい携帯電話基地局などを設置する際は、事業者の意思で設置場所を決めるのではなく、自治体の担当者や、地域住民、懸念する市民団体と相談して決めることなどを求めました。

日本ではこれらの海外の動きはほとんど報道されていませんが、最新の科学的根拠に基づいて健康や環境を守るための指針値が必要だとされてきたのです。さらに影響の強い５Ｇを導入するならば、指針値の見直しや環境因子に敏感な人たちを守るための対策が必要です。

10　保険会社も電磁波のリスクを検討

電磁波による健康リスクは、保険会社も懸念しています。大規模な災害などが発生した場合、保険会社が多額の支払いを求められることもありますが、そのようなリスクを減らすために、保険会社が加入する「再保険会社」があります（図８-１）。これらの再保険会社は、保険会社へのコンサルタントや、リスク評価、死亡率の算定なども行なっています。

イギリスの再保険会社ロイズは、地震や洪水、核燃料や放射性廃棄物による放射線や汚染物質、アスベストなどを除外項目に加え、保険金支払いの対象から外しています。放射性物質やアスベ

図8-3　再保険会社の仕組み

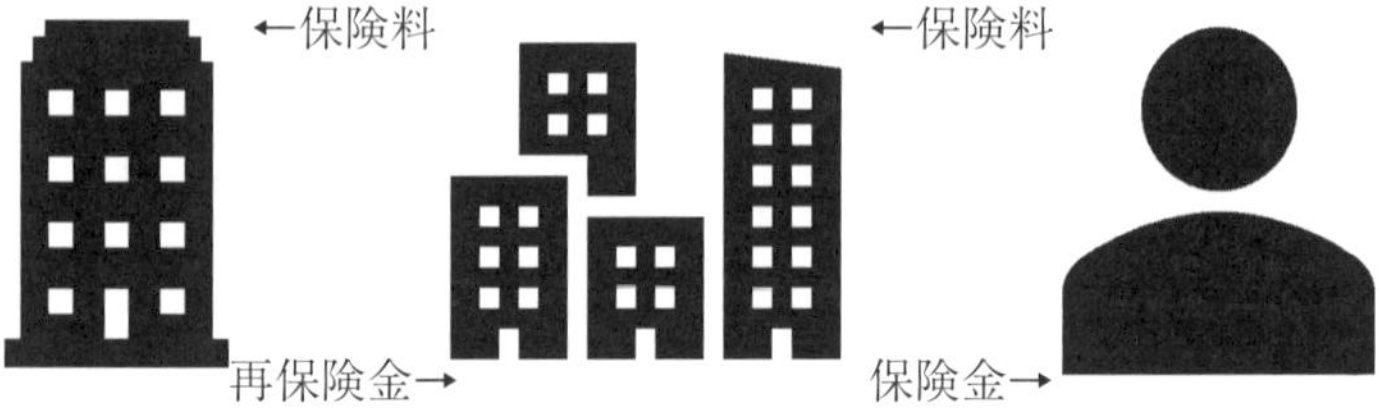
←保険料
←保険料
再保険金→
保険金→
再保険会社
保険会社
保険契約者

ストのように発ガン性が明らかになっているものが原因で健康被害が発生して被害者から訴えられても、支払いの除外対象となっていれば、再保険会社は支払わずにすみます。ロイズは、二〇一五年、電磁波を除外項目として加えました。

スイス再保険会社は二〇一三年に、リスクを検討するべき新しい問題として二七項目を挙げましたが、最もリスクが高いグループに電磁波が入っています。このグループに入ったのは、長期化する大規模停電、インフレと債権利回りの上昇、ビッグデータ、内分泌かく乱物質、ナノテクノロジーそして電磁波です。

同社は、電磁波に関する潜在的なリスクに対する不安が高まっていることに言及し、仕事のために携帯電話の長期間使用で脳腫瘍になったという社員の訴えをイタリア最高裁判所が認めたことは、「携帯電話電磁波と人間の健康被害の関連性を示唆している」と述べています。電磁波の影響について「科学的な結論はまだ出ていない」ものの、「直接的な関連性が立証されれば、新たな請求が可能になり、最終的には製造物責任の補償として大きな損失につながる可能性がある」と指摘しました。

とくに、超高速・大容量で低遅延の通信が可能になる５Ｇでは被曝量が増大し、指針値の緩和を迫られている国や地域があることに触れ、電磁波の悪影響に関する懸念は高まる傾向が高く、賠償請求の増加は長期的な影響を及ぼす可能性がある、と述べています。

オーストリア災害保険機関（ＡＵＶＡ）も、第２世代携帯電話と第３世代携帯電話の電磁波の影響を研究し、熱作用が起きない、ごく弱いレベルの被曝でＤＮＡ損傷が起きたと、二〇一六年に報告しています。

携帯電話基地局周辺で健康被害が出て訴訟になり、賠償金の支払いを命じられたとしても、再保険会社はすでに支払いを拒否しています。通信事業者が全てを負担することになるでしょう。

リスクの高い５Ｇや携帯電話基地局を設置したり、無線通信機器を製造することは、事業者にとってもリスクが高くなります。一度立ち止まって、通信設備・機器の安全性を確認し、被害が出ないものを製造するべきではないでしょうか。

欧州評議会議員会議　決議1815（二〇一一年）
電磁場の潜在的な危険性と環境におけるそれらの影響

1　当議員会議は、多くの憲章や国際協定、宣言議定書を発表したように、ストックホルム宣言（ストックホルム、一九七二年）と人間の環境に関する国連会議以降、環境と環境衛生を保護する責任のあり方の重要性を繰り返し、強調してきた。当議会は、この分野における過去の業績を参照する。すなわち、環境と衛生に関する勧告1863（二〇〇九年）、健康に関する健康に危険を引き起こす要因のよりよい予防、騒音と光公害に関する勧告1947（二〇一〇年）、もっと一般的には、健康的な環境に対する権利に関する人権のヨーロッパ協定にたいする付加的なプロトコルの起草に関する勧告1885（二〇〇九年）、デンマーク協定の改訂である、司法へのアクセスと環境上の意思決定における公衆参加、情報へのアクセスに関する勧告1430（一九九九年）だ。

2　送電線や電気機器の周囲にある超低周波（ELF）電磁場の潜在的な健康影響は、進行中の研究テーマであり、非常に多くの社会的論争がある。世界保健機関によると、全ての周波数の電磁場は、最も身近で、最も早く増大した環境因子の一つを現し、それについての不安と考察が広がっている。全ての人々は今、電磁場へ異なる度合いで曝されている。その被曝レベルは技術の進歩とともに増え続けるだろう。

3　携帯電話通信は世界中で一般的になった。これらの無線技術は、無線周波数信号で情報を中継する、固定したアンテナや基地局の広大なネットワークに依存している。世界中に一四〇万を越える基地局が存在し、その数は第3世代技術の導入とともに大幅に増え続けている。無線ローカル・エリア・ネットワークのような、高速インターネットアクセスができるその他の無線ネットワークもまた、家庭やオフィス、多くの公共空間（空港、学校、住宅地、市街地）で、ますます一般的になった。多数の基地局と地域無線ネットワーク増加のせいで、住民は無線周波数電磁波に被曝している。

4　特定の周波数帯の電気と電磁場は、医療で利用される全体的に有益な効果があるが、非電離放射線は、超低周波周波数や送電線、レーダーや電話通信、携帯電話通信に使われる一定の高周波であろうとなかろうと、公的なしきい値以下で被曝した場合でさえ、人体と同様に植物や昆虫、動物における生物学的な影響や非熱効果、潜在的な有害性があるようだ。

5　全てのタイプと周波数の電磁場照射の基準としきい値について、当議会はＡＬＡＲＡ（合理的に可能な限り低く）原則が適用され、電磁的照射や放射線の熱効果と非熱効果や生物学的影響と呼ばれる両方の影響を扱うことを強く勧告する。さらに、十分な確実性をもって科学的評価を決定することが許されない場合、予防原則が適用されるべきだ。人々の被曝が増え続けている状況を考慮すると、早い段階での警告が無視された場合、とくに若者や子どものような傷つきやすい集団において、きわめて高い人的・経済的コストにつながるだろう。

6　予防原則の尊重を求めたにも関わらず、そして全ての勧告、宣言、多数の法定又は立法上の前進にも関わらず、新しく出現した環境リスクや健康リスクや理解への反応がまだ不足していること、効果的な予防的対策の実行や採用において事実上組織的な遅れがあることを、当議会は遺憾に思う。はっきりわかっているリスクを防ぐための行動を起こす前に、高いレベルの科学的、医学的証拠を待つことは、過去に起きたアスベストや加鉛ガソリン、タバコのように、非常に高い健康コストと経済コストにつながるだろう。

7　電磁場や電磁波の問題と環境や健康に起こりうる影響は、遺伝的に生物を減らすことや、重金属、殺虫剤、化学物質、投薬の許可のようなその他の現在の問題と類似することに当議会は留意する。したがって、環境と人類の健康に否定的な影響を及ぼすおそれがあるものに対して、科学的な専門知識の独立性と信頼性の問題は、透明でバランスがとれた評価を達成するためにきわめて重要だということを、当議会は強調する。

8　上記の理由から、議員会議は欧州評議会加盟国に勧告する：

8・1 一般の関係において：

8・1・1　電磁場、とくに携帯電話からの無線周波数、そしてとりわけ頭部の腫瘍のリスクがもっとも大きいように見える子どもや若者への被曝を減らすために、合理的な対策をとること。

8・1・2　国際非電離放射線防護委員会によって設けられた電磁場被曝に対する現在の基準に関する科学的根拠を見直すこと。それは、深刻な限界があり、ＡＬＡＲＡ原則を適用し、電磁場照射や放射の熱効果と非熱効果や生物学的影響の両方を扱うこと。

8・1・3　とくに生殖年齢の若者やティーンエイジャー、とりわけ子どもをターゲットにした、人間の健康や環境における潜在的に有害な長期間の生物学的影響のリスクに関する意識向上キャンペーンや情報を加えること。

8・1・4　電磁場の不耐性の症候群に苦しむ「電磁波過敏症」の人々に細心の注意を払い、彼らを守るために、特別な対策を導入すること。それは無線ネットワークで覆われていない電磁波フリーのエリアを作ることを含む。

8・1・5　コストを減らし、エネルギーを節約し、環境と人間の健康を守るために、デジタル式コードレス電話型の機器、携帯電話とアンテナの新しいタイプの研究を始めること、環境と健康へネガティブな影響は少ないが、効率的で適性な技術に基づく電話通信を開発するための研究を促進すること。

8・2　携帯電話やデジタル式無線電話、コンピューターのための無線LANやWi-MAX、Wi-Fi、ベビーモニターのようなその他の無線機器の個人的使用について：

8・2・1　全ての屋内環境で、マイクロ波への長期被曝のレベルのための予防的しきい値を設けること。予防原則に従って〇・六V／m（訳注：電力密度で〇・一μW／㎠）を越えず、中期で〇・二V／m（訳注：電力密度で〇・〇一μW／㎠）に減らすこと。

8・2・2　全ての新しい機器について許可を与える前に、適切なリスク評価手続きを始めること。

8・2・3　機器の比吸収率（SAR）や送信出力、その使用に係る健康リスク、マイクロ波や電磁場の存在を示す明確な表示を導入すること。

8・3　子どもの保護について：

8・3・1　異なる省庁内（教育、環境、健康）で、初期の特異的なリスク、考慮される病気、携帯電話とマイクロ波を照射するその他の機器の長時間使用について警告するために、教師、保護者、子どもを対象にした情報キャンペーンを行なうこと。

8・3・2　一般の、そしてとくに学校や教室の子どものために、学校の敷地で生徒による携帯電話の使用を厳しく規制し、有線インターネット接続を優先すること。

8・4　電力送電線と携帯電話中継基地局の計画の関係について：

8・4・1　高圧送電線とその他の電力設備が住宅から安全な距離を維持するために、都市計画を導入すること。

8・4・2　新築住宅の電気系統の健康影響について、厳しい安全基準を採用すること。

8・4・3　ALARA原則に従って中継アンテナのしきい値を下げ、全てのアンテナを監視する継続的で総合的なシステムを導入すること。

8・4・4　新しいGSM（第2世代携帯電話のシステム）、UMTS（第3世代携帯電話のシステム）、Wi-Fi（無線LAN）、WiMAX（広域無線LAN）アンテナの位置を、単に事業者の関心に従うだけでなく、地方や地域政府の担当者、地域住民、懸念する市民の団体と相談して決めること。

8・5　リスク評価と予防について：

8・5・1　より予防的な環境評価をする

8・5・2　標準的なリスク尺度をつくること、リスクレベルの表示を義務づけること、異なるリスク仮説の研究を委託すること、実際の生活状態で両立の可能性を検討することによって、リスク評価の基準と質を改善すること。

8・5・3　「早期の警告」をする科学者に留意し、保護すること。

8・5・4　予防原則とALARA原則の人権主義の定義を明確に示すこと。

8・5・5　独立した研究、とくに健康影響を評価するための公衆衛生調査研究のために、産業と製品の課税からの交付金を通して、公的資金を増やすこと。

8・5・6　公的資金の配分のための独立した委員会をつくること。

8・5・7　強制的にロビー・グループを透明化すること。

8・5・8　市民社会を含む、全てのステークホルダーの間で多元性と相反する議論を促すこと。

訳：加藤やすこ

第９章　５Ｇ電磁波を防ぐには

1　電磁波から住まいを守る

携帯電話やスマートフォン、Ｗｉ‐Ｆｉなどで使われる無線周波数電磁波は、波長が短いので、金属製外壁材などで反射されます。

街路樹やビルも電波を遮蔽するので、建物の影や樹木の側では被曝量が下がります（樹木については第5章参照）。

ドイツやオーストリア、スイスなどでは、バウビオロギー（建築生物学）という、住んでいる人が健康になる家づくりを目指す考え方があり、化学物質やダニ・カビだけでなく電磁波や低周波音を測定・対策をする専門家がおり、バウビオロギーの理念に基づいた住宅も建設されています。

また、無線周波数電磁波を遮蔽するために、さまざまなシールド材も開発されています。

ただし、住宅に電磁波対策をした場合、屋内にＷｉ‐Ｆｉやコードレス電話などの無線周波数電磁波発生源があると、シールド材に反射されて屋内の被曝量が高くなります。屋外からの無線周波数電磁波を防ぐために自宅をシールドする場合は、屋内は有線環境にし、無線周波数電磁波の発生源を減らす必要があります。

2　窓のシールド

窓用のシールド材として広く利用されているのは、レースカーテンのように見える電磁波シールド生地で、シールドクロスとも呼ばれています（写真９‐１）。ポリエステルに銅や銀が織り込まれ、屋外から侵入する無線周波数電磁波を遮蔽できます。シールド生地で蚊帳をつくり、寝室に設置している人もいます。

ドイツで開発されたシールド材を扱う、住環境測定協会（広島県）によると、電磁波シールド生地「ニューデライト」は、周波数一GHzの電磁波を約マイナス二五dB（デシベル：電磁波をどの程度減らせたのかを示す。遮蔽率でいうと九九・七％）減らすことができます。

日本では、第４世代携帯電話（４Ｇ）に、七〇〇MHzから二・五GHz帯を利用してきました。これらの周波数帯はマイナス三〇～マイナス二〇dB（遮蔽率九九・九～九九％）ほど減らすことができますが、周波数が上がるほど遮蔽率が下がる傾向が見られます（図９‐１）。なお、シールドカーテンが一枚だけの場合は一〇GHzでマイナス一〇dB（遮蔽率約九〇％）ですが、二枚重ねで使うとマイナス二〇dB（遮蔽率約九九％）になり、遮蔽率が高くなります。また、同協会が扱う「ナチュレル」という生地は、もっとシールド効果が高く、一五GHzで約マイナス二〇dB（遮蔽率約九九％）、二枚重ねで約マイナス四〇dB（遮蔽率九九・九七％）です。

図9-1　シールド生地「ニューデライト」の遮蔽効果

❶は一枚、❷は二枚重ねた場合の遮蔽効果を示す。日本では、5Gの超高速通信に3.7、4.5、28㎓帯を使うが、現在4G（LTE）で使われている周波数帯も、今後は5Gに利用される予定。GSMは2G、UMTSは3Gの通信方式。

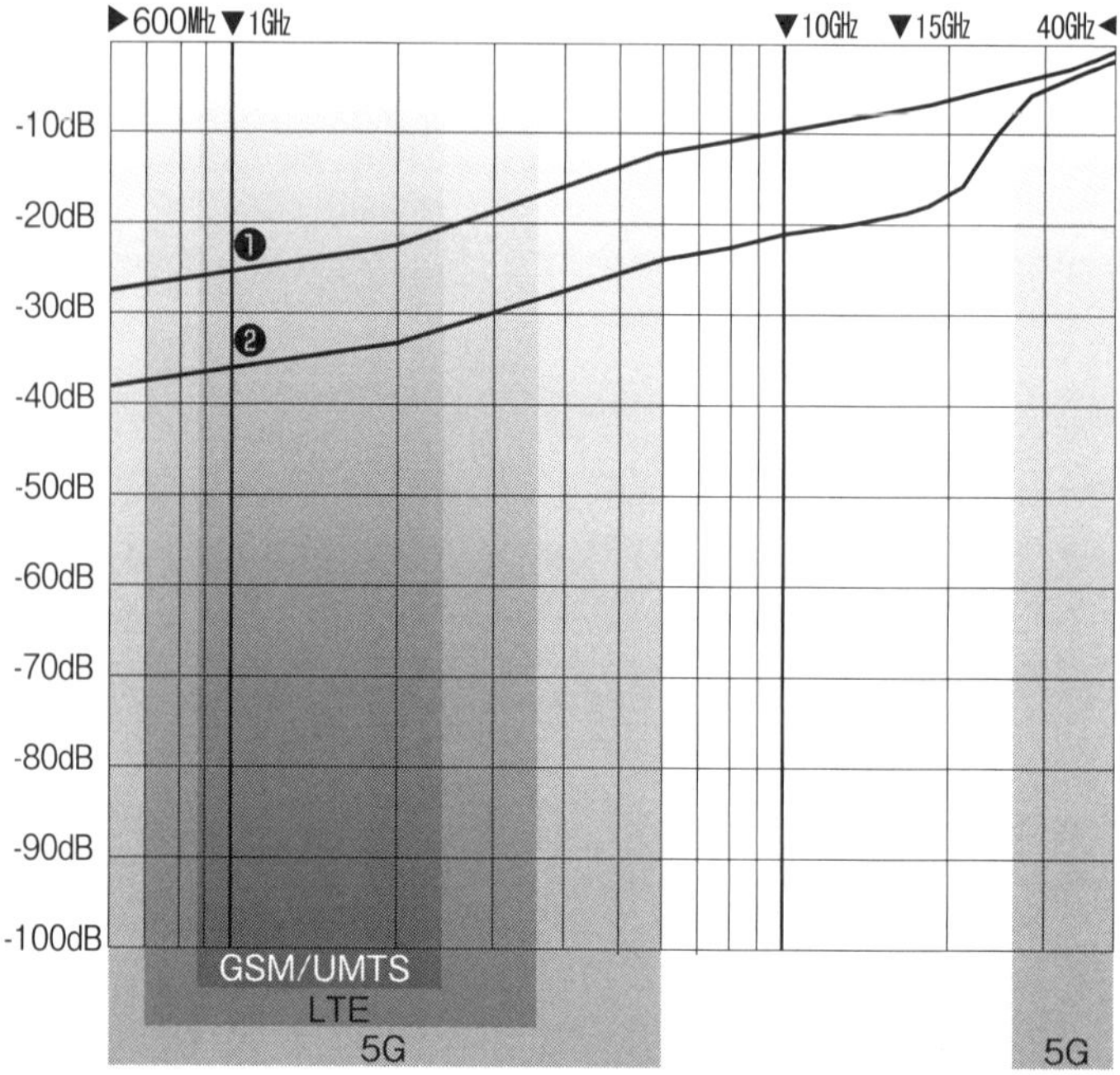

出典：インターナショナル・バウビオロギー・ネットワーク
測定結果は、ドイツ製造元またはミュンヘン連邦軍大学で測定されたもの。

表9-1　削減できる電磁波の強さ（dB）と割合（%）

遮蔽できる電磁波の量（dB）	-10	-20	-30	-40	-50	-60	-70	-80
割合（%）	90	99	99.9	99.97	99.99	99.999	99.9999	99.999999

この他にも、海外ではさまざまな国のメーカーがシールドクロスを製造していますが、アメリカの電磁波過敏症患者からは「今まで使っているシールドクロスでは、5Gの電磁波を防げなかった」という声も届いています。5Gでは近い将来、ミリ波の二七GHz帯も使われるようになりますが、それまでにはミリ波への遮蔽効果が高い製品も開発されるでしょう。なお、シールド生地を購入する場合は、どのくらい遮蔽できるかどうかを確認してから買うようにしましょう。

写真9-1　レースのカーテンのようなシールド材

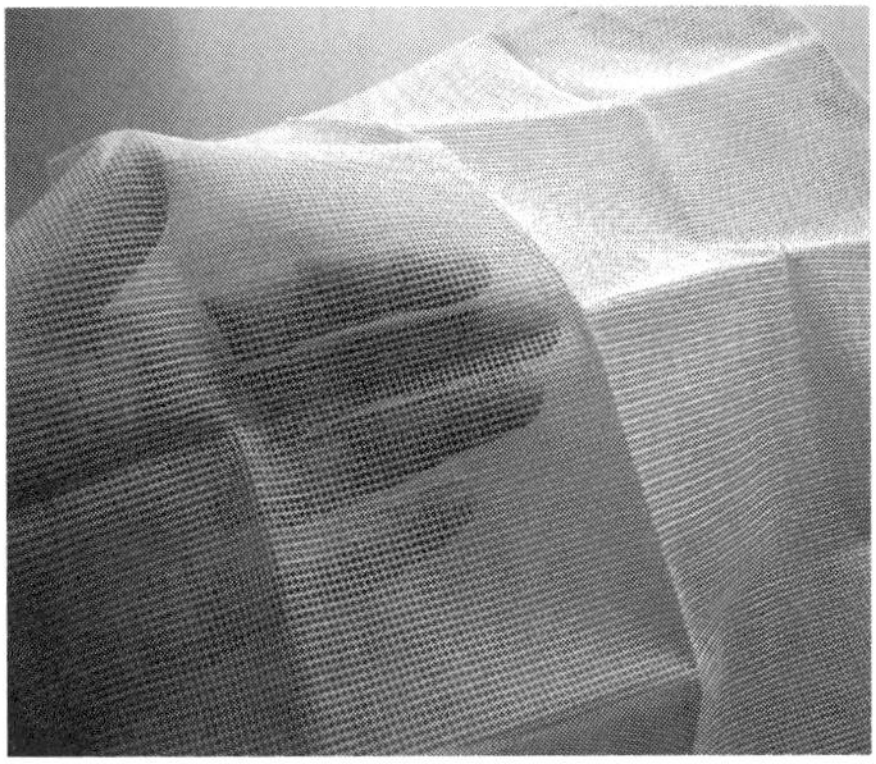

窓ガラスに貼るフィルム状のシールド材もありますが、電磁波過敏症患者の中には「フィルムを貼る前よりも苦しくなった」という人がいます。二〇万円かけて、大きな窓ガラスに貼ったのに、症状が重くなって数日で剥がしたという患者さんもいました。サンプルをもらって、症状を確認してから購入したほうがいいでしょう。

シールド生地で、電磁波過敏症の症状が悪化したという話は聞いたことがありませんが、「においが気になる」という人がいます。電磁波過敏症患者の八〇%は化学物質過敏症も発症し、化学物質に敏感です。製品によっては化学物質臭の強いものもありますし、保管してある倉庫の臭いが付着するケースもあるようです。石けんで軽く洗ったり（ウールの衣類のように扱い、もみ洗いしないこと）、ＥＭ（農業資材として開発された微生物の培養液）の希釈液をスプレーしたり、風にさらすなどして、化学物質臭を減らしている人もいます。

化学物質過敏症の方は、事前にサンプルを取り寄せたり、試しに少しだけ購入して様子をみるなど、自分の体調を観察してから買い進める方が安全です。また、シールド生地に含まれる金属は、無線周波数電磁波を反射させて、屋内の被曝量を減らすものですが、金属は帯電もするので、使い続けているうちに生地が帯電して電場が高くなります。無線周波数電磁波を遮蔽しようとして、寝室に何重にもシールド生地をかけているのに、アースをとっていないので、屋内の電場が異常に高くなっていたケースもありました。ですから、アースをとって、地中に放電できるようにしましょう。

アースをするには、アース線（銅線、ホームセンターなどで販売）をワニ口クリップ（アース線用のクリップ）でシールド生地につけ、アース線のもう一端をアース棒（アース線を固定して地中に埋める金属製の棒）に巻きつけて地中に埋めます。効率的に放電するには、できるだけ湿気の多い地面に埋めることが大切です。雨樋の下など湿気の多い場所や、水分の多い深い部分に設置しましょう。アース棒は長さ三〇㎝程度のものから1メートル以上まで、いろいろなタイプがあるので、ご自宅の状況に応じて選んでください。マンションなどの場合は、洗濯機のアース口にアース線を巻きつけるといいでしょう。

窓をシールドするには、金属製の防虫ネット（網戸）にするのも効果的です。日本では樹脂製の防虫ネットが一般的ですが、アルミ製やステンレス製の防虫ネットに張り替えるだけで、無線周波数電磁波を遮蔽できます。ただし、網戸は窓の片面にしか入っていません。網戸の入っていない片面に、シールド効果のあるレースカーテンを入れるのもいいでしょう。また、窓の内側に金属製網戸を取り付けられるように、取り外し可能な窓枠をつくって、屋内から遮蔽している人や、金属製防虫ネットをアルミテープで窓ガラスに貼っている人もいます。

シールドカーテン（シールドクロス）は、一メートルあたり一万〜一万数千円しますが、金属製網戸は窓二〜三面分を二〇〇〇〜三〇〇〇円で、ネット通販などで購入できます。また金属製の雨戸も、被曝量を下げることができます。

庭に樹木があれば、無線周波数電磁波を多少は遮蔽できます。一年中、葉が茂っている常緑樹だと、四季を通じて遮蔽してくれるでしょう。

３　天井・壁・床のシールド

コンクリート製の壁や天井も、無線周波数電磁波をある程度遮蔽する効果がありますが、一般的な木造家屋は遮蔽できません。木造家屋を新築・改築する際は、ナイロンに銅やニッケルを混ぜたシールド下地クロスを使うことができます（写真９-２、９-３）。

写真9-2　シールド下地クロスを施工している様子

この上から壁紙を貼ったり、ペンキを塗ることができる。

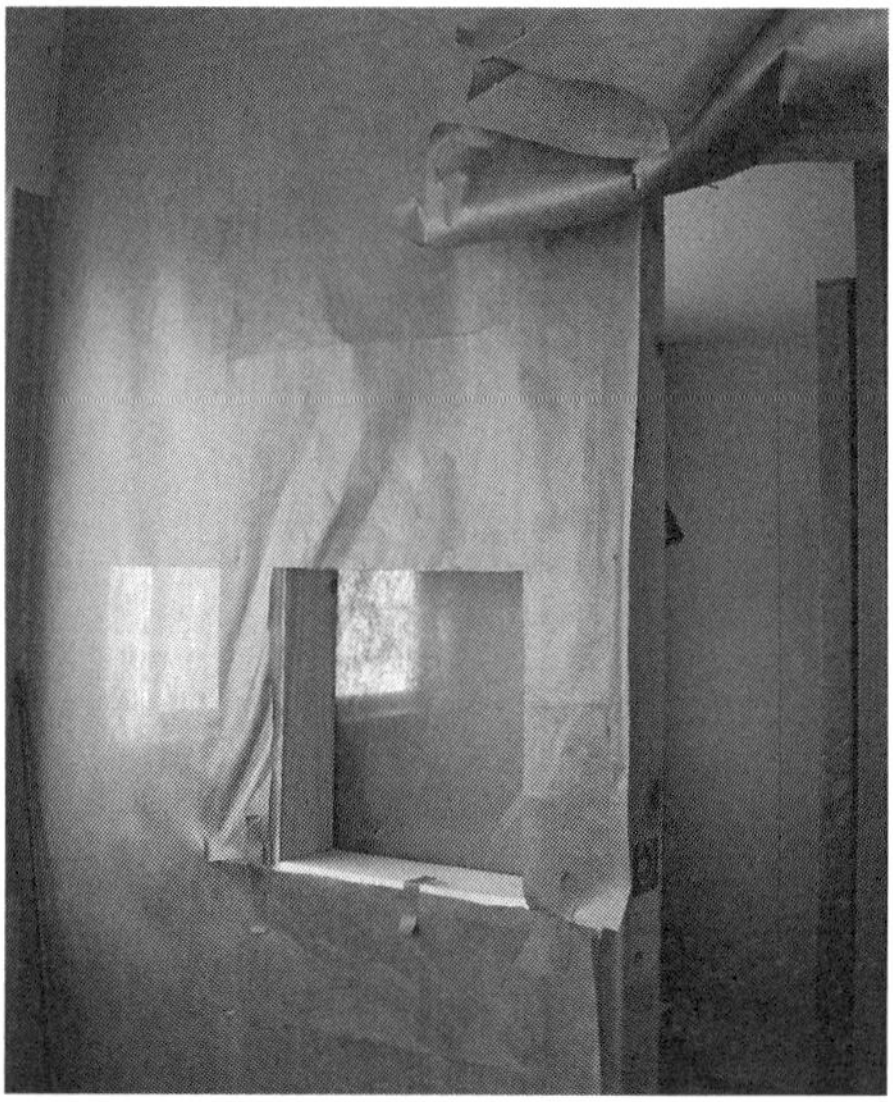

写真9-3　シールド下地クロスにアース線を設置する様子

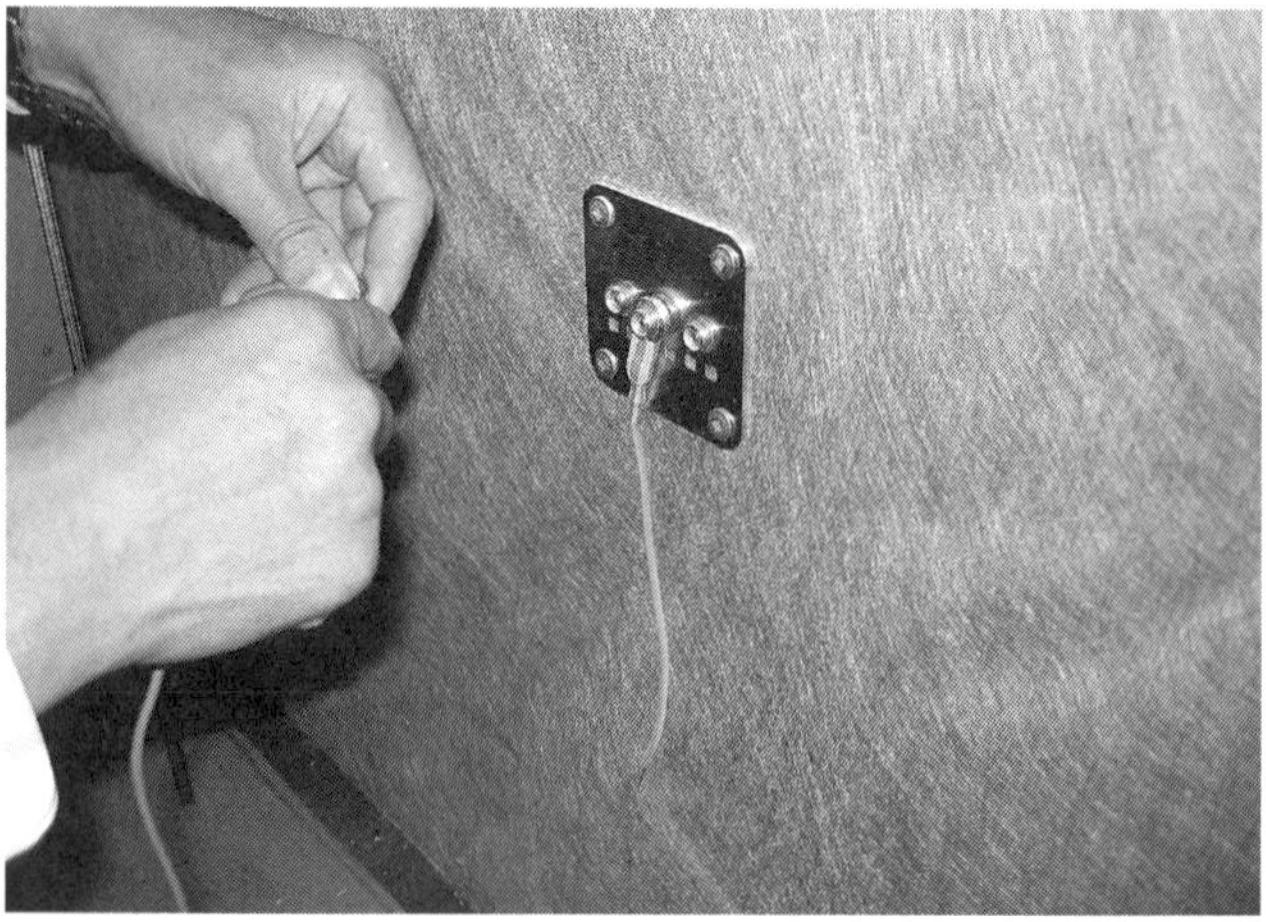

撮影協力：住環境測定協会

図9-2　シールド下地クロスの遮蔽効果

周波数20GHzでも99.999%遮蔽できる。

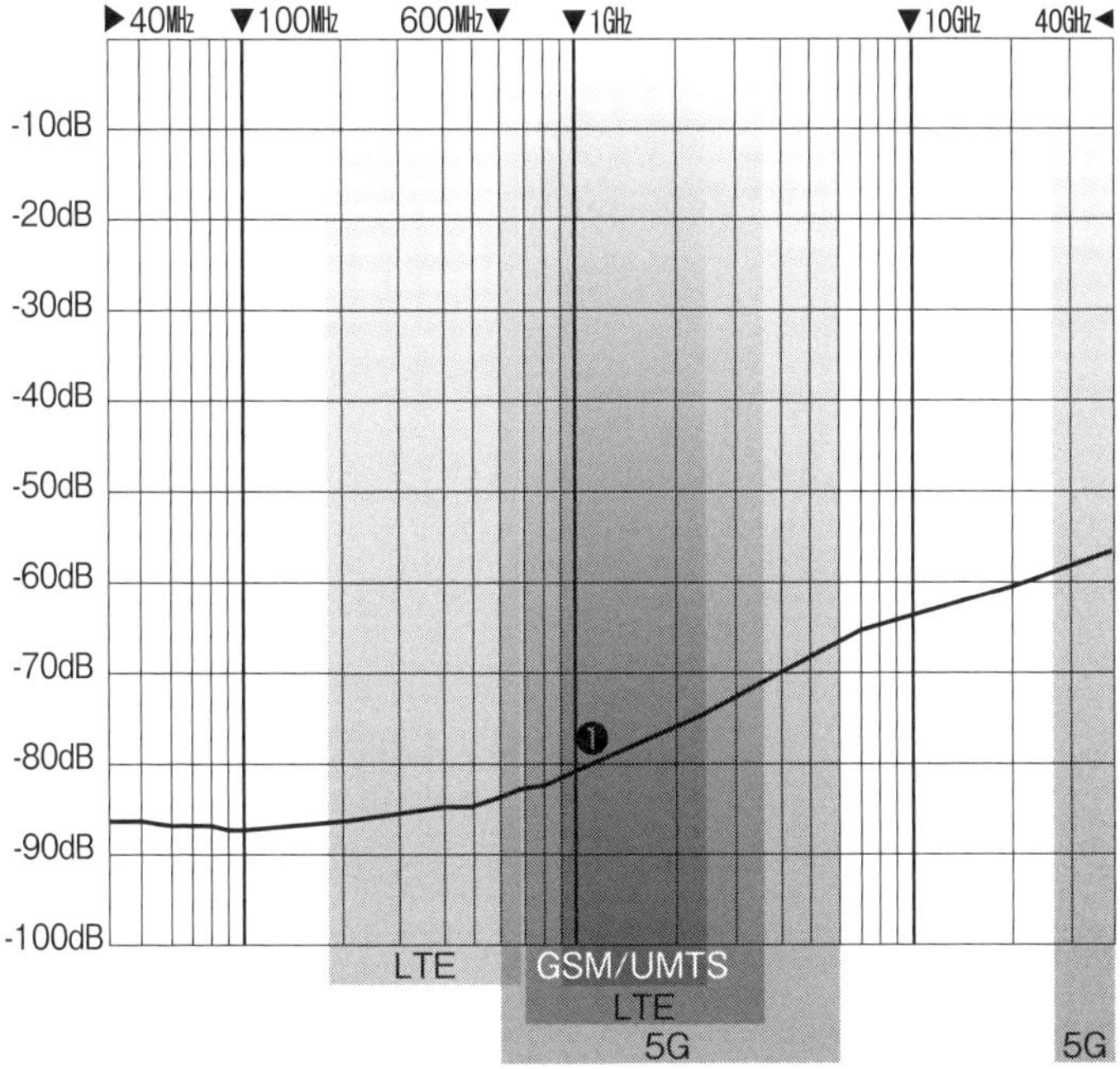

出典：インターナショナル・バウビオロギー・ネットワーク
測定結果は、ドイツ製造元またはミュンヘン連邦軍大学で測定されたもの。

天井や壁、床に施工すると、無線周波数電磁波の侵入を防げるので、電磁波の影響を防いだり、ハッキングを防ぐために研究施設や電算センターなどにも利用されています。

長さ一メートルあたり三五〇〇円で、周波数一GHzの無線周波数電磁波はマイナス八〇dB（九九・九九九九九％）、周波数二〇GHzでもマイナス約六〇dB（九九・九九九％）遮蔽できます（図9-2）。

4　シールドペンキ

シールドペンキは、世界的に広く利用されているシールド材で、モルタルやコンクリート、木材などさまざまな下地の上に塗ることができます。炭素繊維（カーボンファイバー）が含まれていて、屋外から侵入する電場を壁面や天井でとらえ、壁面にアースをとって帯電した電場を地中に逃がします。

外壁用と内壁用の二種類があり、どちらかを施工します。黒いペンキなので壁面が黒くなりますが、ペンキが乾いたら、好きな色の上塗りペンキを塗ることができます。上塗りペンキを塗ってもシールド効果は変わりません。なお、二層塗り、三層塗りと塗り重ねることで、よりシールド効果が高くなります（写真9-4、図9-3）。

周波数一GHzの無線周波数電磁波に対しては、一層塗りで約マイナス四〇dB（九九・九七％）、二層塗りで約マイナス五〇dB（九九・九九％）、三層塗りで約マイナス六〇dB（九九・九九九％）減衰でき、塗り重ねるほど効果的です。

一リットルで一万一二〇〇円、五リットルで四万六四〇〇円です。

これらのシールド材を扱っている住環境測定協会（電話〇八二‐八九〇‐一〇二三、ファクス〇八二‐八九〇‐一〇三三）の代表理事、原田英敏さんによると、「新築の場合は、外壁内部にアルミ箔を貼った遮熱シートなどを利用することで、５Gを反射することができます。ガルバリユウム鋼板などの金属製外壁材も同様の効果があります」。

遮熱シートは家を建てる際に一般的に利用されているものですから、それにアースをつけるだけでも電磁波を遮蔽する効果があるようです。ただし、小さな隙間からも無線周波数電磁波は入り込みます。そのためこれらの金属を使っていても、内壁や仕切り壁に、シールド下地クロスやシールドペンキを塗った方がいいそうです。

写真9-4　シールドペンキとアース器具などのセット

電磁波を遮蔽するシールドペンキや上塗り用ペンキや、アース用具一式などがセットになっている。

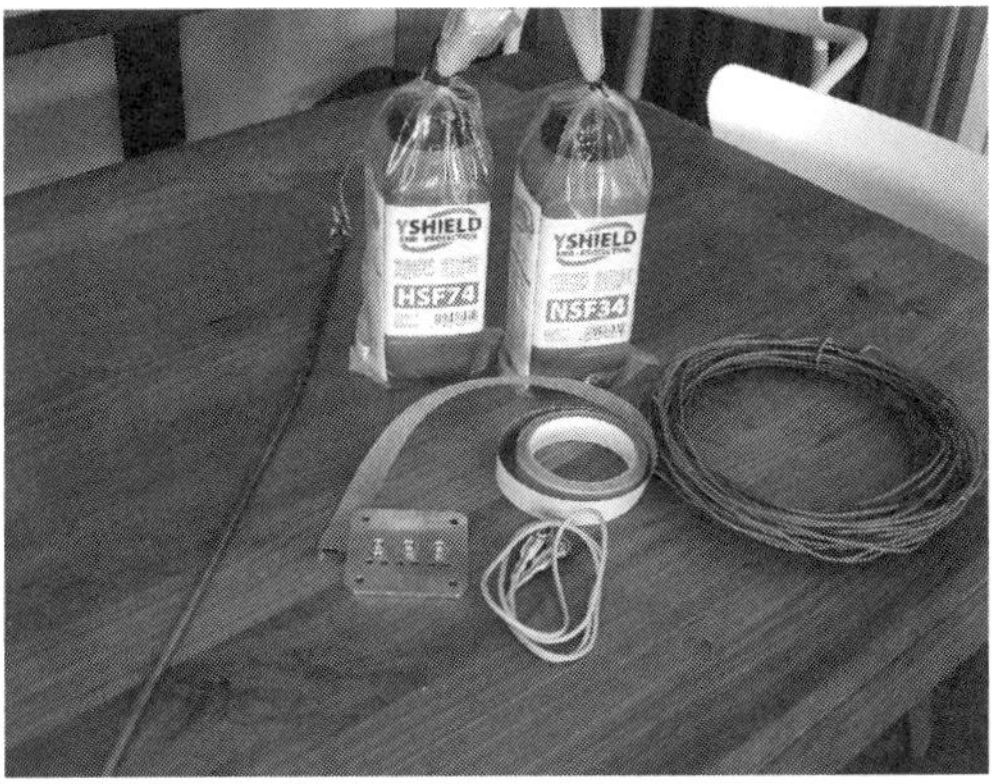

図9-3　電磁波シールドペンキ「HSF54」の遮蔽効果
❶は一層塗り、❷は二層塗り、❸は三層塗りの効果を示す。

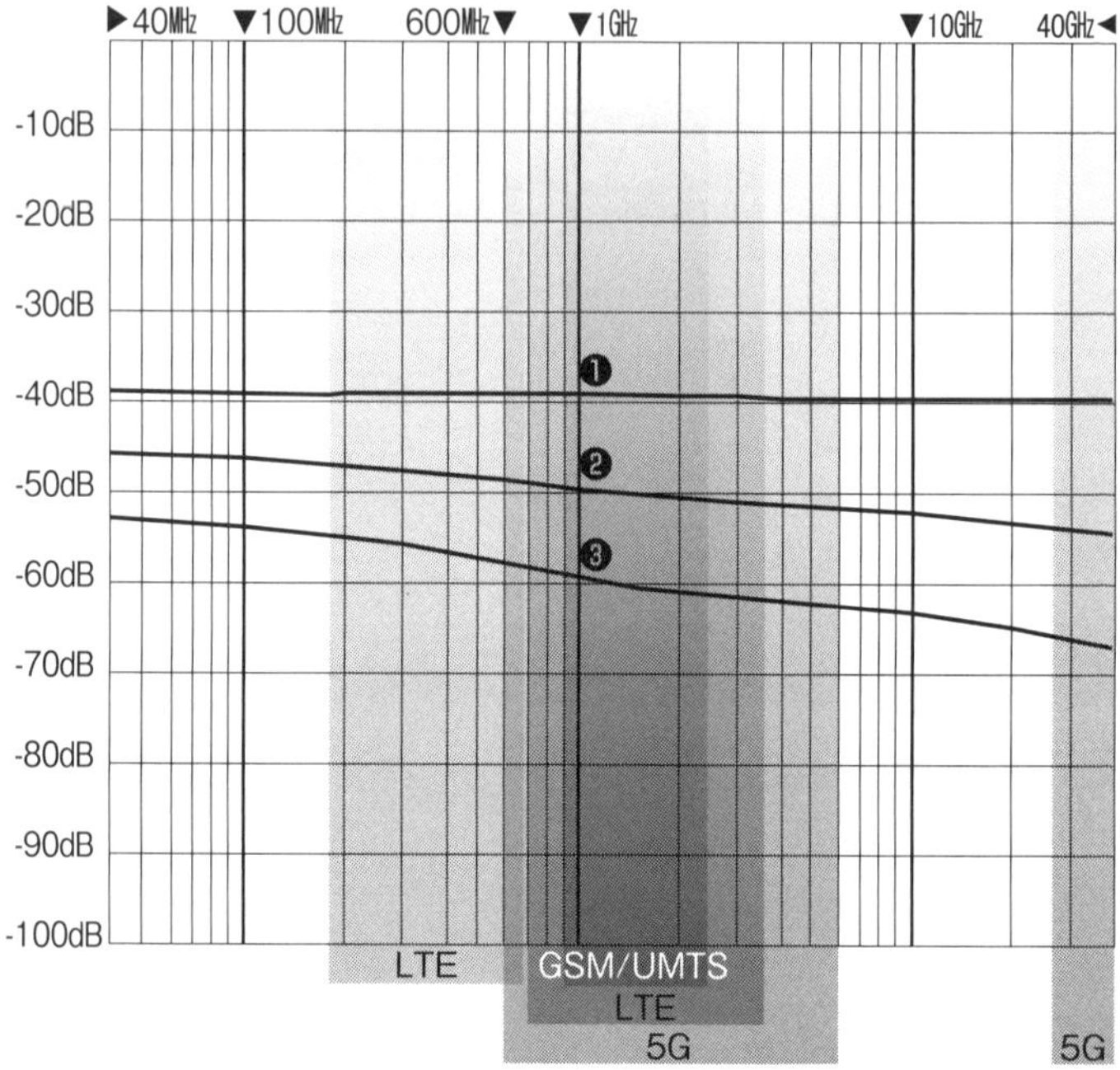

出典：インターナショナル・バウビオロギー・ネットワーク
測定結果は、ドイツ製造元またはミュンヘン連邦軍大学で測定されたもの。

「窓にはシールドカーテンを利用し、屋内の壁や天井にシールドペンキまたはシールド下地クロスを施工すると、屋外から侵入した無線周波数電磁波だけでなく、室内配線から発生する電場も抑えてくれます。室内配線から発生する磁場を防ぐ方法もありますが、コストが高くなるので、設計段階で配線の設置場所を考えて被曝量が減るように工夫したり、分電盤のスイッチを切るほうが安くすみます」とのことです。

例えば、冷蔵庫や固定電話など常に電気を使う家電のある部屋と、寝室の分電盤スイッチを分けて、眠る前に必要最低限のスイッチを残して、オフにできるようにするといいでしょう。

５　５Ｇ電磁波の簡易測定器

市民が簡単に測れる電磁波測定器として、エレクトロスモッグメーターなど、約二～三万円で購入できる、さまざまな製品がありますが、５Ｇでは三・七、四・五㎓帯、ミリ波の二八㎓帯を新たに使うことになります。エレクトロスモッグメーターで測定できるのは、八〇㎒～三・五㎓なので、５Ｇで使われる周波数帯は測れません。

ドイツのギガ・ソリューションズ社の簡易測定器「ＨＦＥＷ59ＢＤプラス」（約四六万円）は、周波数二七㎒～一〇㎓まで計れますが、ミリ波に対応した機種はないそうです。

ドイツのＲＯＭ社の簡易測定器「ＦＭ４（Frequency-Master Ⅳ、住環境測定協会でも販売、価格三〇万円）」は、一㎒から一〇㎓までは測れますが、二八㎓帯は測れません。今後、受信可能なアンテナが開発されたら、測定できるようになるそうです。

個人でも購入しやすい測定器としてはGQエレクトロニクス社のEMF390があります。無線周波数一〇㎓までと、低周波四〇〇㎑までを測定でき、一四八ドル（約一万五〇〇〇円）でAmazonなどで購入できます。

なお、家の中を遮蔽できたとしても、外に出れば電柱や街灯に5Gアンテナが設置されるようでは、安全に歩くことができません。住宅地周辺に基地局を設置させないよう条例を作るなど、自治体への働きかけることが重要です。

第10章　5Gの運用開始とイギリスで破壊活動が起きた背景

1　アメリカの5G展開

世界で最初に5Gの商用サービスを開始したのは、アメリカの通信会社ベライゾン社だと言われています。

同社は、二〇一八年一〇月に家庭向けのサービス「5Gホーム」を、ヒューストンやロサンジェルスなど四つの都市の限られた地域で試験導入しました。近隣の5Gアンテナと家庭に設置する専用の通信機器を無線で接続し、光ファイバーがない家庭でも高速の無線通信が利用できます。

5Gホームの加入者には、動画配信サービスをテレビでみられるようにするアップルTVや、スマホやタブレットの画像をテレビに出力する機器を提供しています。

さらに同社は、二〇一九年四月にシカゴとミネアポリスの一部地域で5Gを開始し、二〇二〇年三月までに全米の三四の都市で運用を始めました。

また、アメリカの通信大手AT&T社は、二〇一七年から試験導入をはじめ、二〇一八年末には一二の都市で運用をしています。同社は、ミリ波を使った5Gサービスを「5G+」と呼び、三五の都市で導入しています。

2　ヨーロッパの導入状況

二〇二〇年三月末、ヨーロッパではフィンランド、ラトビア、ドイツ、オーストリア、ハンガリー、イタリア、スペイン、イギリス、スイス、ノルウェーの一〇カ国で５Ｇ通信の本格的な運用が始まっています（図10‐1）。

オーストリアでは、二〇一九年三月に通信会社のＴ‐モバイル社が、郊外の二五の基地局で、周波数三・六GHzで運用を開始しました。またスリー社は、二〇一九年九月にリンツ市で運用を開始し、同年末までに約一〇〇カ所の５Ｇ基地局で、Ａ１テレコム社は、二〇二〇年一月にオーストリア全国の一二九の自治体で三五〇カ所で運用しています。

ドイツでは二〇一九年九月、ドイツテレコム社がベルリン、ボン、ミュンヘンなど五つの主要都市で５Ｇを開始し、二〇二〇年末までに二〇以上の自治体に拡大する計画です。ボーダフォン・ジャーマニー社は、二〇二〇年三月までに５Ｇ基地局を一二〇基設置し、同年末までに一〇〇〇万人に提供する計画です。

イタリアではボーダフォン・イタリア社が二〇一九年六月に、ミラノ、ローマ、チューリン、ボローニャ、ナポリの五つの都市で５Ｇを開始しました。同社は、一二〇基地局でチューリンの八〇％をカバーし、二〇二一年までに一〇〇の自治体で５Ｇを運用する計画です。

図10-1　5Gが始まったヨーロッパの10カ国（2020年3月）

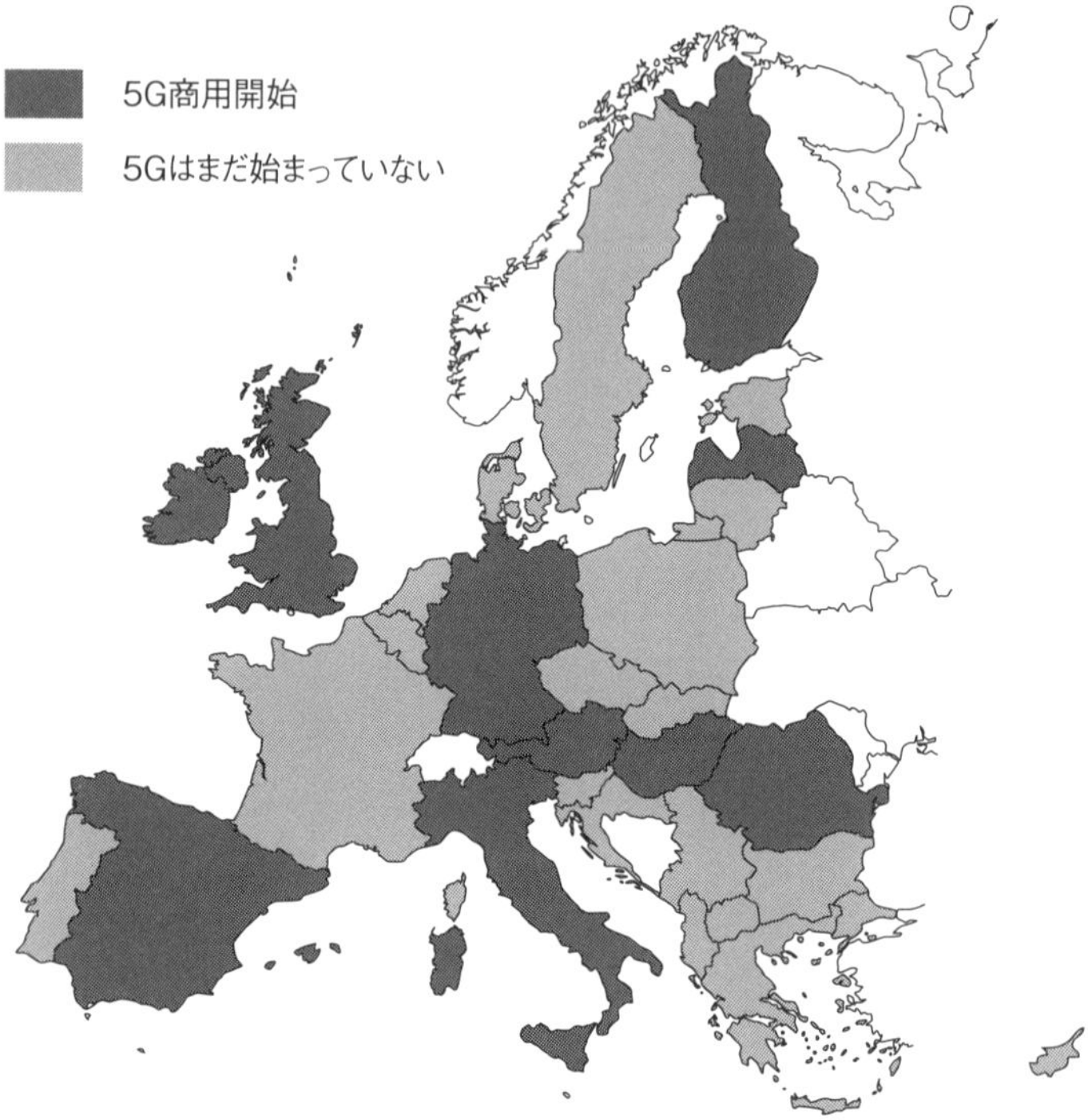

出典：European 5G Observatory." Announcements of commercial launches"

３　イギリスで二〇以上の基地局が破壊される

イギリスでは二〇一九年から５Ｇの本格的な運用が始まっています。ボーダフォン社は、二〇一九年七月に七都市で５Ｇを開始し、同年末にはさらに一二都市に拡大する計画でした。ＥＥ社は、ロンドンやバーミンガム、マンチェスターなどの六都市で二〇二〇年三月から５Ｇを開始しました。

５Ｇ基地局の数はまだ少ないのですが、二〇二〇年四月上旬、六〇基を超える携帯電話基地が放火されたり破壊され、電話会社のスタッフが脅迫される事件が起きました。同様の事件はアイルランドやオランダ、キプロスでも起きています。

二〇一九年に中国の武漢で発生した新型コロナウィウスは５Ｇによって拡散されている、というデマが拡散し、それを信じた人々が破壊したのです。デマを主張する動画の中には世界中で五八〇万回以上、再生さ

写真10-1　新型コロナと5Gを絡めたデマを否定するゴーヴ英国内閣府長官

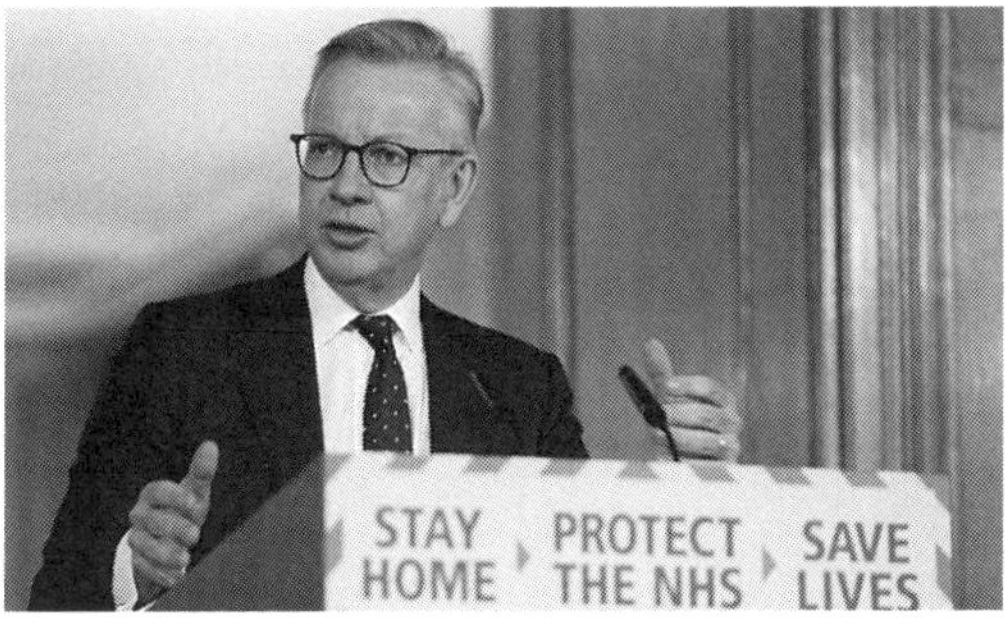

出　典：EURACTIVE. “5G coronavirus conspiracy theory is dangerous fake nonsense, UK says“

れたものもあるといいます。

イギリス政府もこれを重視し、四月四日、マイケル・ゴーヴ内閣府長官は、デマはフェイクニュースでナンセンスだ、と公式に批判しました（写真10‐1）。国民保険サービス（ＮＨＳ）イングランドの責任者、スティーブン・パウィス氏も、デマを否定し、アウトブレイクが発生した際の緊急対応に支障が出る恐れがあると警告しています。

3　破壊活動が起きた背景とは？

なぜ、人々が基地局は破壊したのでしょうか？　実は、イギリスでの基地局破壊は、これが初めてではありません。二〇〇三年にもイングランド中部のウィショウ村で基地局が倒されたことがあるのです。この基地局から五〇〇メートル以内に住む住民の七七％が、基地局稼働後、不眠や鼻血などの健康被害を受け、四人がガンを、二人が電磁波過敏症を発症していました。

その後、イギリス全土七カ所で疫学調査も行なわれ、基地局周辺は発ガン率が高いことが二〇〇七年に報告されています。

このように、もともと携帯電話電磁波の健康影響が懸念されていたのに、従来の通信方法よりも人間や環境に与えるリスクが高いといわれる５Ｇの導入が始まったのです。スイスやイタリアでは安全性が確認されないことを理由に、導入の一時停止を決める自治体が増え、ベルギーのブリュッセル首都圏地域政府は、市民の健康を守るために事業者が求めていた規制緩和を拒否していますし、それらのニュースはイギリスの新聞やテレビなどでも報道されています。

イギリスで5G基地局の稼働が始まった二〇一九年夏以降、「設置された地域から野鳥がいなくなった」という動画がＹｏｕｔｕｂｅに上がるようになりました。イギリスでは自治体が設置する街灯に、５Ｇアンテナが設置されたので、自治体に情報公開を求める市民も現れるようになりました。イギリスでは一〇自治体、アイルランドでは二六自治体が5G基地局の設置禁止や一時停止を決め、スロベニアは安全性が立証されていないことを理由に、５Ｇ導入を禁止しました。

また、５Ｇの安全性が確認されていないことは、欧州連合（ＥＵ）の衛生・環境・緊急リスク科学委員会も問題視し、緊急に安全性を調査する必要があると指摘しています。

中国では、二〇一九年一一月に、北京や上海、南京、天津など五〇の都市で5Ｇを開始しています。新型コロナウィルスが発生した武漢も、５Ｇが始まった都市の一つでした。新型コロナウイルスが発生した武漢が「先進的な5Ｇシティ」だったことや、もともと5Ｇのリスクが懸念されていたことなどが、人々の不安を掻き立て、デマを信じさせたのかもしれません。

4　科学的な証拠はあるのか？

携帯電話などの無線周波数電磁波は、細胞に酸化ストレスを発生させてＤＮＡを傷つけ、ホルモン分泌に作用し免疫力を低下させることなどが、これまでに報告されてきました（第3章参照）。5Gで使われる周波数帯も、無線周波数の一部ですし、健康影響が懸念されています。

電磁波は細胞膜の電位依存性カルシウムイオンチャネルに作用して、カルシウムイオンを細胞内に流入させます。中国、華中農業大学のバイ・ドンチェン博士らは、授乳中の子豚に下痢や嘔吐、脱水を起こすコロナウィルスの一種が、腸の上皮細胞内でカルシウムイオンの流入を増やし、ウィルスの複製を促進したと報告しています。

二〇二〇年三月、欧州連合（EU）の欧州議会調査サービス（EPRS）は、「人間の健康に対する5G無線通信の影響」という報告書を発表しました。科学的な組織は、電磁波と5Gの有害な生物学的影響、とくにいくつかの深刻な病気についてより多くの研究が必要だと考えていることを指摘しました。さらに、さまざまな研究が、人間や植物、動物、昆虫、微生物に作用することを示唆しており、注意深いアプローチが懸命だろう、と述べています。また欧州委員会（EC）は、5G技術の潜在的な健康リスクに関する研究をいまだに行なっていない、と批判しました。

スウェーデン、カロリンスカ研究所で、電磁波が免疫系に与える影響を調査していたオーレ・ヨハンソン博士も、5Gと新型コロナウィルスの関連性について注目しています。

ヨハンソン博士を始め多くの科学者が、電磁波が免疫系にを傷つけ、疾患につながる可能性を報告していますが、新型コロナウィルスについてヨハンソン博士は、「疫学的データから明らかなように、感染の拡大はおもに人口密度と関係しており、現在の科学では社会的距離（ソーシャル・ディスタンス）を保つことが重要だとしている。このような新しいウィルスが発生すると、人口の大半が感染するまでは、集団免疫を獲得するのは不可能だ。基礎疾患が病気の重症度や回復能力に影響する」と言います。

「5G端末を持ってる人がどのくらいいるのか、実際の被曝状況も不明で、被曝状況が明らかになるまでは、5Gの潜在的な役割を評価することは難しい」と考えています。

ウクライナのイゴール・ヤキメンコ博士は、弱いレベルのマイクロ波でも活性酸素を増やし、抗酸化物質の活性を変化させ、細胞を酸化させ、DNA損傷を起こし、ガンを誘発することが、動物や培養細胞を対象にした多数の実験で明らかにされてきたと述べています。活性酸素の増加は、睡眠障害や頭痛、発達障害、うつ、疲労感などの原因の一つと考えられています。日常的に無線通信機器を使うことは私たちに被曝量を増やしていますから、5Gに限らず、無線通信機器の使用を減らす必要があります。

通信事業者は、5Gは安全で、免疫力を低下させないと主張していますが、それも事実ではなく、リスクを指摘する科学的証拠を無視しています。

5　「陰謀説の削除」を理由に検閲が始まる

しかし、このデマや破壊行動を理由に、Ｆａｃｅｂｏｏｋや Ｙｏｕｔｕｂｅは、新型コロナウイルスと5Gを結びつける記事や議論の検閲を開始しました。

通信業界紙テレコム・ペーパーだけでなく、ニューヨークタイムスもデマに絡めて5Gのリスクを否定する記事を出していますが、これらのメディアは通信業界の大物、カルロス・スリム・ヘルブ氏が所有していますし、Googleは5Gに対応したスマートフォンを開発し、5Gを推進しています。

人々の不安を掻き立てて、混乱を起こすデマは削除されるべきですが、今後、「検閲」がデマだけでなく、科学的な情報にも及ばないよう、適切な情報を収集・発信をしていく必要があります。

コラム　国際がん研究機関（ＩＡＲＣ）の評価

今回の新型コロナウィルスの問題で、世界保健機関（ＷＨＯ）のテドロス・アダノム・ゲブレイエソス事務局長が、終始、中国寄りの姿勢を見せたせいで、ＷＨＯへの信頼は失墜しましたが、科学的な評価を厳しく行なっている部門もあります。

ＷＨＯの国際がん研究機関（ＩＡＲＣ）は、食品や化学物質、電磁波などの発ガン性を調査する組織ですが、関連する業界団体の圧力を避けるため、調査委員会に加わるメンバーを事前に公表し、業界と関連のある人物がいれば報告するよう呼びかけています。ＩＡＲＣは、無線周波数電磁波は「発ガン性の可能性がある」と2011年に認めていますが、この検討委員会を開く際には、事前に公表されたメンバーに業界とつながりのあるの研究者がいると通告があり、その研究者を委員会から排除しています。

第11章　このまま5G導入を進めていいのか

1　世界同時に5Gに反対

二〇二〇年一月二五日、5G導入の停止を求める抗議活動が、世界三五カ国で約二六〇件行なわれました。これはアメリカの研究者で電磁波過敏症患者でもあるアーサー・ファーステンバーグさんの呼びかけに応えたものです。

ファーステンバーグさんは、5Gが地球環境に悪影響を及ぼすと警告した「5Gスペース・アピール」を発表し、世界中の医師や科学者、技術者、市民団体など約二〇万人が賛同署名をしました。

5Gは、今までよりもはるかにエネルギーの強い電磁波や、新しい通信技術が使われるので、人間の健康だけでなく、バクテリアや昆虫、野鳥、動植物など生態系全体に深刻な影響を与えると考えられています。

とくに懸念されているのは、5G通信用の人工衛星を五万機打ち上げて、地球を囲むように配備されることです。地球と電離層の間で共振しているシューマン波は、人間や動物の脳波や生体リズムと密接な関連があると考えられていますが、5G衛星から発生する電磁波は、シューマン波を乱し、生物全体に深刻な影響を与える可能性があります。

そのためこのアピール文では、国連（UN）、世界保健機関（WHO）、欧州連合（EU）、各国政府に対し、胎児や子ども、地球環境を守るために５Ｇの地上と宇宙での配備を中止するための措置を直ちに行動すること、健康被害について教師や医師を含む市民に周知し、特に託児所、学校、病院、一般家庭や職場、または周辺にある、通信機器や基地局を避ける必要性と方法を周知すること、無線通信機器より有線通信を優先させ、それを実現すること、独立して公平で、利益相反の無い、電磁場や健康を専門とする科学者で構成された国際敵なグループを直ちに設立し、電力レベルだけでなく蓄積された被曝歴を考慮した無線電磁波の新しい国際基準を設立し、単に熱効果や人体効果だけでなく、すべての環境と健康を守ることなどを求めています。

2　各国の抗議活動

アメリカでは、市民団体「５Ｇウェイクアップコール」のメンバーが、アピール文をアメリカの国連代表部に提出しました。

カリフォルニア州バークレーでは、イスラエル国防軍の通信センターとコンピューターセンターで勤務し、電磁波過敏症になったダフナ・タコーヴァーさんらが、５Ｇのリスクを伝える会議を開いています。

カナダのケベック州とオンタリオ州の五つの自治体では、５Ｇの実証実験を行なっていますが、ケベック州の州都モントリオール市では、市民団体「ストップ５Ｇモントリオール」の呼びかけ

写真11-1　モントリオールの抗議活動

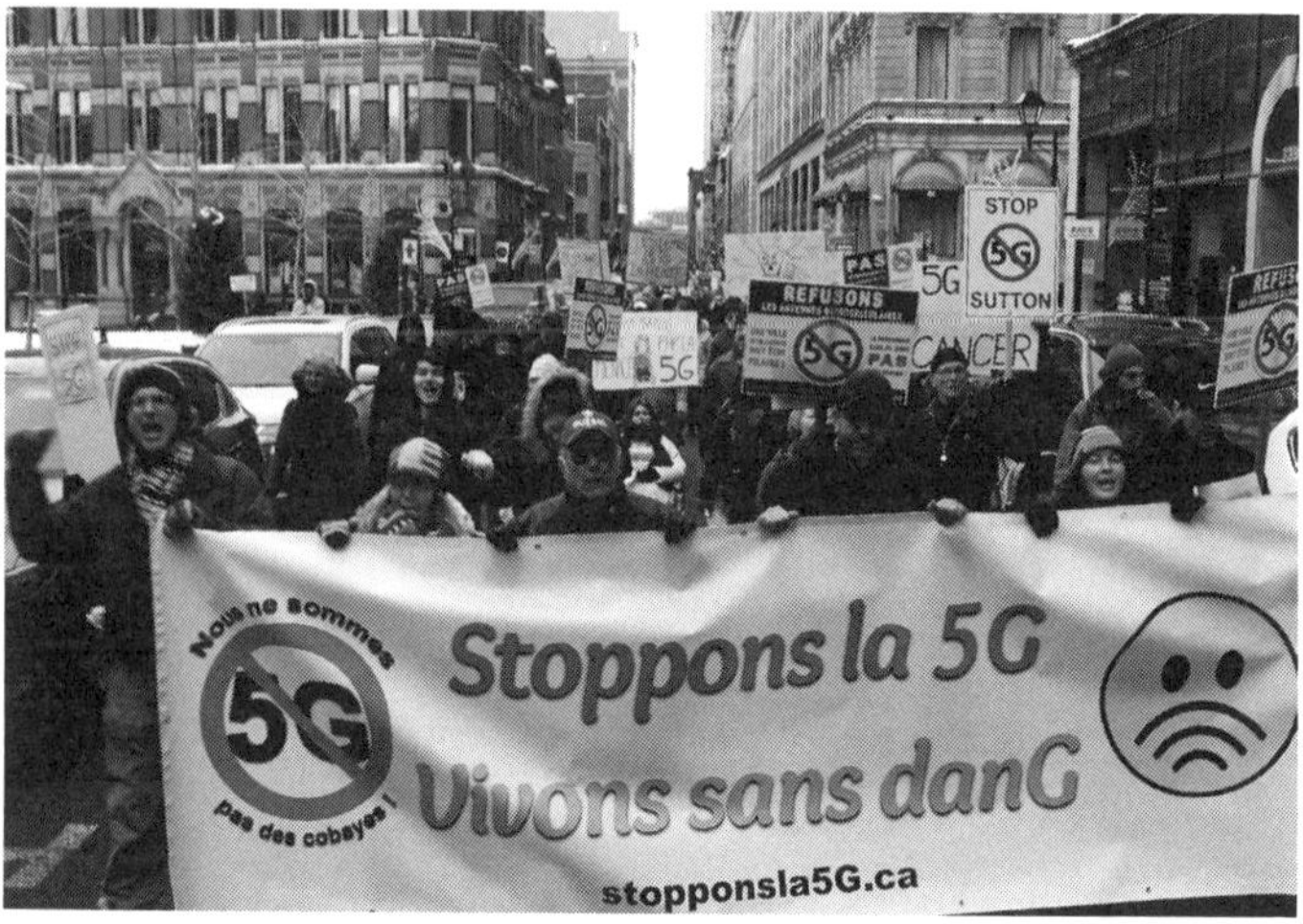
STOP
SUTTON
REFUSONS
CANCER
Nous ne sommes
pas des cobayes !
Stoppons la 5G
Vivons sans danG
stopponsla5G.ca

写真提供：Stop 5G Montreal

で、約３００人が集まってデモをし、地元のメディアで広く取り上げられました（写真11－1）。

オランダの首都アムステルダム市では、通信会社ＫＰＮが、５Ｇスマートフォンで通信を行なう実証実験を実施しており、市民約一〇〇〇人がデモに参加しました。

オランダ国立公衆衛生・環境研究所は、５Ｇ電磁波の健康影響に関する文献調査と、５Ｇ設備や機器の電磁波測定を行なっています。二〇二〇年一月下旬に発表された報告書によると、測定結果はＥＵの基準値以下でしたが、「発生源やデータ通信の増加で、被曝量がどのくらい変化するのかを予測するのは不可能なので、今後もモニタリングを継続することが重要だ」と述べています。被曝量を予測することも難しい技術を、このまま導入してもいいのでしょうか。

ドイツ、バイエルン州の州都ミュンヘンでは、「市民イニシアチブ・ストップ5Ｇミュンヘン」の呼びかけで、約四〇〇人がデモに参加し、5Ｇのリスクを訴えました。ミュンヘンでは、5Ｇを利用した自動運転の実証実験が行なわれ、バイエルン州では5Ｇでテレビ番組を配信する実験が行なわれています。

ドイツの市民団体「ディアグノース・ファンク」によると、バイエルン州では、ヴィルハイム市など六つの自治体が5Ｇの一時停止を決定しています。

イタリア、ナポリ県にある人口約四万人のクアルト市では、約七〇〇人がデモ行進をし、5Ｇ基地局の設置に反対するスローガンを叫びました。イタリアではすでに一〇〇以上の自治体が5Ｇ導入の一時停止を議決していますが、クアルトでは一時停止が採択されておらず、現在、六基の5Ｇ基地局設置が計画されている状況です。

二〇一九年の春、四つの州が5Ｇ導入の一時停止を議決していたスイスでは、ジュネーブやベルンなど一六の自治体でデモが行なわれました。スイス国内にはすでに5Ｇ基地局が二〇〇〇基設置され、5Ｇ導入を推進する国の一つでした。

しかし、二〇二〇年二月、スイス連邦環境局（Ｂａｆｕ）は、健康影響を懸念し、5Ｇ基地局の使用停止を自治体に通達しました。Ｂａｆｕは電磁波の被曝基準を管轄しており、5Ｇが実際に運用されている状況で被曝状況を綿密に調べようとしています。

さらに同月下旬、ジュネーブ州議会は4G+(従来の4Gより通信速度が速い)と5Gの両方を三年間一時停止すると議決しました。健康と生物多様性に与える影響が指摘されている一方で、独立した機関が行なった研究がまだないので、予防原則を採用したのです。

3　日本では参議院議員会館で院内集会を開催

ファーステンバーグさんの呼びかけに応えて、日本では私が主催する過敏症患者会「いのち環境ネットワーク」が、関連省庁に提出しました。共産党の紙智子議員の協力で、一月二四日に参議院議員会館で院内集会を開き、市民と過敏症患者約三〇人が、総務省電波環境課や厚生労働省労働衛生課、環境省環境安全課、内閣府宇宙戦略推進事務局と意見交換をしました(写真11-2)。

総務省は、国の基準値以下の電磁波なら人体への悪影響は認められないと主張し、WHOも電磁波過敏症と電磁波被曝の関連性を示す科学的な証拠を否定する文書を二〇〇五年に発表していると主張しました。

しかし、この文書は今から一五年前のもので、近年はオーストリア医師会やヨーロッパ環境医学アカデミーが、診断・治療ガイドラインを発表し、「電磁波を避ければ数日から数週間で症状が改善する」と述べています。

総務省は、有識者が電磁波に関する知見を集め評価しているといいますが、その有識者グルー

写真11-2　５Ｇをテーマにした院内集会の様子

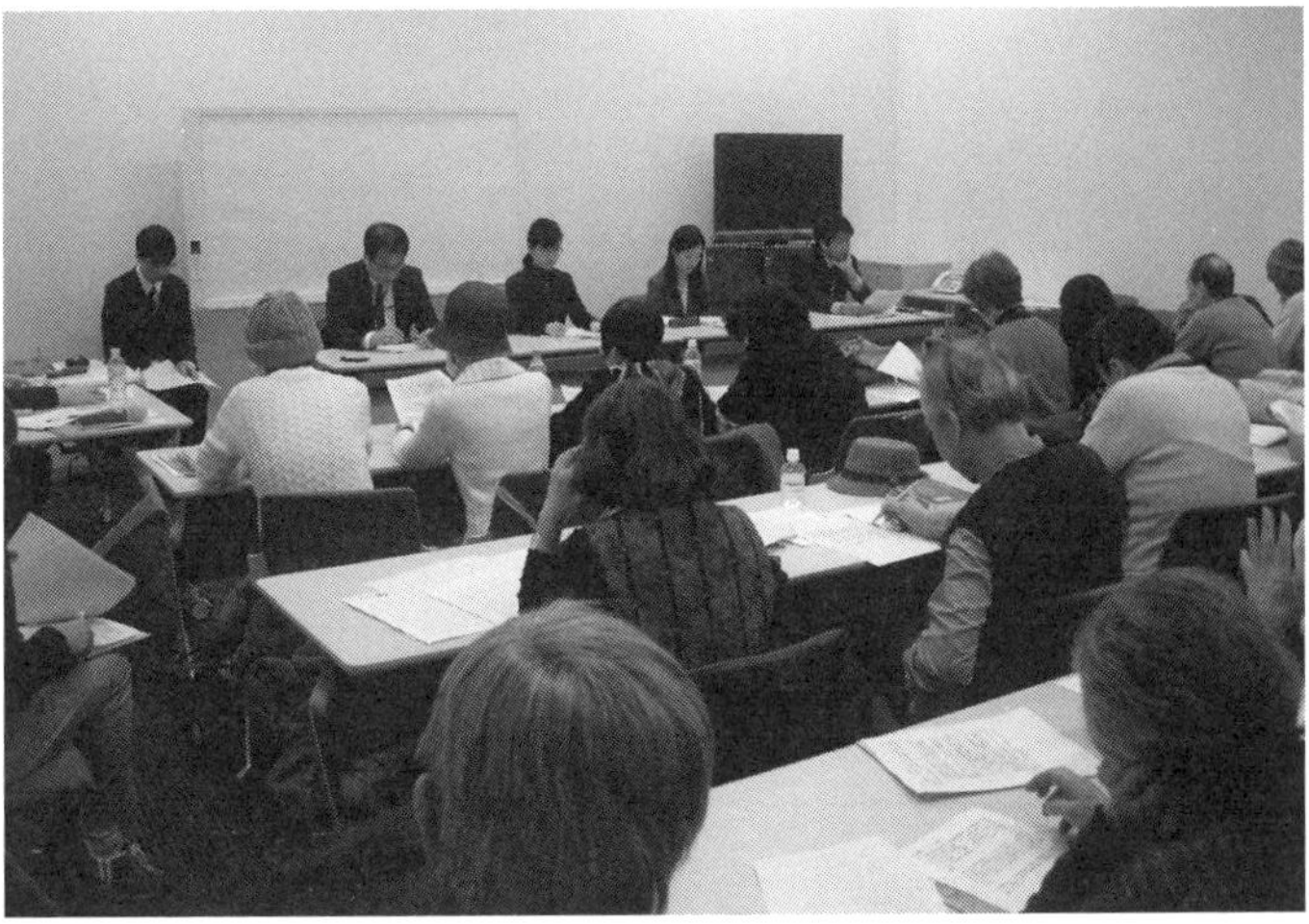

写真：著者

プに過敏症の専門医は含まれていません。

また、総務省は、ミリ波は皮膚でほとんどが反射されるので、体には一部しか吸収されないと説明し、「低い周波数帯だと体の奥まで電磁波が通るので、体内温度も上がるが、そのようなことが起きないように基準値を定めて規制している」と答えました。

しかし、日本でも海外でも、基準を満たさない携帯電話は販売できないのに、脳腫瘍や子どもの発達障害が増えています。また、携帯電話から発生する電磁波を測定する検査では、実際の使用状況を反映しておらず、ユーザーは指針値より高い電磁波に被曝していることがフランスやアメリカの研究で明らかになっています。これらの事実は、現在の基準や検査方法に問題がある証拠ではないでしょうか。

なお、内閣府は、5G衛星が気象衛星と電波干渉を起こすことを知りませんでした。環境省は「電波は総務省の管轄なので、調査はしない」といいます。また、厚生労働省は電磁波過敏症や、職場環境の電磁波を対象にした研究を行なう予定はないと答えました。しかし、まずは実態調査を行ない、科学的なデータに基づいて政策を立案するべきです。

かつて、原子力発電所は安全で絶対に事故を起こさない、と政府は主張してきました。間違った前提に立って政策を進めることは、問題が起きた場合に、より深刻な被害をもたらします。

欧州環境庁（EEA）は、リスクが報告されていたのに対応が遅れて環境汚染や健康被害が起きた事例を検証した報告書を出していますが、その中には福島原発事故やチェルノブイリ事故、水俣病などと並んで、携帯電話電磁波の問題も記されています。

日本では、電波行政を管轄する総務省が電波防護指針を作っています。しかし、スイスで連邦環境局が被曝基準を策定しているように、日本でも環境省や厚生労働省など、環境や健康の保護に関わる部署が研究をし、専門医を交えて規制を作るべきです。電波行政の規制と推進を総務省に一任するのでは、適切な規制は望めないでしょう。

院内集会に参加した電磁波過敏症の女性は、「乗車した電車が緊急停止した際、多くの乗客が一斉に携帯電話を使ったので、呼吸困難になった。その後、パニック障害になって電車に乗れなくなった。今日も、呼吸困難になったらどうしようと思いながら、ここまで来た。5Gになったら逃げ場はない」と訴えました。

別の女性は「私はいくつもの難病を抱え、東京のマンションで二〇年間寝たきりだった。電磁波過敏症と化学物質過敏症になり、車椅子で夜逃げのように山中に逃げた。病院にも入れず、足を痛めても救急車にも乗れなかった。今の状況は、私のような人が医療を受ける権利を排除している。これからどうやって病院にたどり着き、治療を受けたらいいのか」と尋ねました。

アメリカ建築科学研究所は、化学物質過敏症や電磁波過敏症でも公共施設や商業施設を利用できるよう、環境改善した部屋を設けるためのガイドラインを二〇〇五年に発表し、欧州評議会（CoE）は電磁波過敏症患者のために無線のないエリアを作ることなどを加盟国に勧告しています。

日本でも対応を先送りにするのではなく、目の前の被害者の声を聞き、今できる対策を講じるべきです。まずは、5G導入を一時停止し、安全性を確認する必要があります。

3　利益のために健康を犠牲にするのか

欧州連合（EU）では、二〇二〇年末までに、少なくとも一つの市に5Gを導入するよう、加盟国に求めてきました。しかし、電磁波被曝量の基準値は、EU域内でも国や自治体によって大きく異なります。

従来は、国際学会の一部門である、国際非電離放射線防護委員会（ICNIRP）の指針値に従う国がほとんどでしたが、携帯電話の普及とともに健康被害が問題になり、独自の基準値を設けて健康を守ろうとする自治体が増えています。

5Gは被曝量を大幅に増やし、現在の一〇〇倍になるという予測もあります。国際電気通信連合（ITU）や業界団体は、中国、インド、ロシア、ポーランド、ベルギー、イタリア、スイスなど規制の厳しい国では5Gを導入できないとして、規制緩和を求めていました。健康影響を重視し、人々の健康を守るために予防原則に則って規制を厳しくしてきたのに、企業の利益のために規制緩和が求められているのです。

ベルギーのブリュッセル首都圏地域では、フレモール環境相が「市民はモルモットではない」と規制緩和を拒否し、スイスやイタリアでは5G導入の一時停止を決めた自治体が多数あります。アメリカでは、住宅地や商業地域にスモールセル・アンテナを設置しないよう求める条例を採択する自治体が各地にあります。

日本でも5Gの安全性をもっと議論するべきです。少なくとも、電磁波の影響を受けやすい子どもや電磁波過敏症患者を守るために、住宅地や教育施設、病院などの周辺に設置しないよう、条例で規制していく必要があります。

〈著者略歴〉

加藤やすこ（かとう　やすこ）

1966年北海道生まれ。環境ジャーナリスト。化学物質過敏症、電磁波過敏症発症後は、これらの環境病をテーマに執筆。訳書にザミール・P・シャリタ博士著『電磁波汚染と健康』、著書に『電磁波による健康被害』、『電磁波過敏症を治すには』、『電磁波・化学物質過敏症対策（増補改訂版）』、『危ないオール電化住宅（増補改訂版）』、『ユビキタス社会と電磁波』、『シックスクール問題と対策』『Q&A新 電磁波・化学物質過敏症対策』（いずれも緑風出版）、『電磁波から家族を守る』（企業組合建築ジャーナル）。共著に『本当に怖い電磁波の話　身を守るにはどうする？』（金曜日）など。電磁波過敏症の研究の第一人者、オーレ・ヨハンソン博士（カロリンスカ研究所、スウェーデン）との共著論文も発表。電磁波過敏症の患者会『いのち環境ネットワーク（https://www.ehs-mcs-jp.com、旧・VOC-電磁波対策研究会）』代表。同会サイトでは海外の文献の訳文なども紹介し、ダウンロードできる。

5Ｇ《ファイブジー》クライシス

2020年6月20日　初版第1刷発行　定価1800円＋税

著　者　加藤やすこ ©
発行者　高須次郎
発行所　緑風出版
〒113-0033　東京都文京区本郷2-17-5　ツイン壱岐坂
〔電話〕03-3812-9420　〔FAX〕03-3812-7262　〔郵便振替〕00100-9-30776
[E-mail] info@ryokufu.com
[URL] http://www.ryokufu.com/

装　幀　斎藤あかね
制　作　R 企 画　印　刷　中央精版印刷・巣鴨美術印刷
製　本　中央精版印刷　用　紙　大宝紙業・中央精版印刷　E1200

ISBN978-4-8461-2010-8　C0036